儿科微讲堂

微讲堂

小儿常见病防治

主编　陈建萍

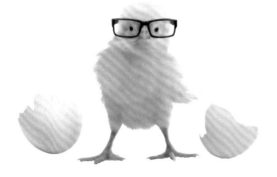

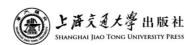
上海交通大學 出版社
SHANGHAI JIAO TONG UNIVERSITY PRESS

内容提要

本书以儿童常见疾病防治为目的，从小儿常见症状、小儿常见急诊、小儿常用药物及小儿常见传染病4个方面，介绍儿童常见病症特点、发病原因及防治方法，尤其是重点阐述了如何预防、如何观察与护理患儿。

本书是一部儿童常见疾病防治知识的普及与教育图书，内容丰富、科学实用。可作为基层医院从事儿童保健工作者学习教材，也可作为年轻父母学习用书。

图书在版编目(CIP)数据

儿科微讲堂/陈建萍主编. —上海：上海交通大学出版社，2014
ISBN 978-7-313-11931-5

Ⅰ．①儿... Ⅱ．①陈... Ⅲ．①小儿疾病-常见病-防治
Ⅳ．①R72

中国版本图书馆CIP数据核字(2014)第187046号

儿科微讲堂
——小儿常见病防治

主　　编：陈建萍
出版发行：上海交通大学出版社　　　　　　地　　址：上海市番禺路951号
邮政编码：200030　　　　　　　　　　　　电　　话：021-64071208
出 版 人：韩建民
印　　制：上海景条印刷有限公司　　　　　经　　销：全国新华书店
开　　本：880mm×1230mm 1/32　　　　　印　　张：4.875
字　　数：109千字
版　　次：2014年9月第1版　　　　　　　　印　　次：2014年9月第1次印刷
书　　号：ISBN 978-7-313-11931-5/R
定　　价：39.00元

编　委　会

名誉主编　严　健

主　　编　陈建萍

副 主 编　陈　辉　谢东浩

编　　委（按姓氏拼音排序）

姜　玮　李　萍　刘春梅　罗洁琼　王　岭

王　闪　许芳明　杨　波　张　乾　章学英

周文静　朱艳梅

序

儿童健康关系到国家的发展和民族的未来，保护儿童生命安全，促进健康成长，是医务工作者肩负的重要职责。当前，一方面，育龄人口高峰出现、计划生育政策调整，另一方面，儿科医生数量不足，导致儿童医疗保健供求矛盾日趋突出。因此，儿童医疗保健知识的普及显得尤其重要。

儿童医学涉及的领域包括父母的行为、家庭生活方式，儿童医学不仅是治疗疾病，同时肩负健康促进的责任。近年来，随着国家经济的发展，人民生活水平的提高，人们的健康保健意识也在不断增强，医学模式已从单纯的生物模式向生物—心理—社会模式转变，预防保健越来越成为人们的迫切需求，因此，医疗卫生工作也应以疾病为主导转变为以健康为主导。满足人们对医学知识的需求，不仅需要面向个体的医疗保健，更需要面向群体的卫生保健，为了达到上述目的，医疗卫生工作者应向广大民众普及医学科学知识，增强他们预防疾病的能力。

本书主编陈建萍主任医师，是上海市大华医院儿科主任，长期从事儿科临床工作，具有丰富的临床经验和儿童医疗保健心得。此书主要针对儿童生长发育过程中最常出现的疾病、最常遇见的意外伤害与儿童常见传染病的医学问题，进行了系统的总结与整理，便于家长对这些医学知识有初步的了解，指导家长在小儿出现一些常见疾病时，如何科学观察与科学护理患病的小儿，如何正确与合理地给患儿使用药物，何种情况下可以居家治疗，何时又该带孩子及时去医院就诊，从而达到既不过度医疗，又不延误病情的目的。

考虑医学专业性强的特点，此书在编写的过程中，使用了通俗易懂的语言讲解，并配上一些生动与直观的图示，年轻的父母们一定能从中了解与学习到很多有关儿童疾病防治与保健的医学知识，同时又具有实用性及可操作性，为您孩子的健康起到保驾护航的作用，相信本书能深受儿童父母们的喜爱。同时，随着社区卫生的发展和医教结合的深入，全科医生和卫生老师也要承担儿童健康责任，相信本书对全科医生和卫生老师也会大有裨益。

一切为了孩子、为了一切孩子、为了孩子一切是我们的职责和目标，更是家庭和社会的期望和责任。让我们共同努力。

复旦大学附属儿科医院教授

上海市徐汇区卫生和计划生育委员会主任

2014 年 7 月 18 日

前　言

随着医学模式从单纯的生物模式向生物—心理—社会医学模式的转变，随着广大居民对健康保护意识的增强，医院的中心工作从治病转变为健康促进，医生的工作也将走出诊室和病区，走向社区，走向社会。本书主要面向病儿家长及社区医师，希望在小儿常见疾病的常识了解、伤害预防和急救、及如何科学就医等方面，对大家有所帮助。

由于解剖生理的特点，小儿成为疾病发生的高发人群。本书从家长的角度出发，针对小儿时期常见病症的特点、如何防治、如何护理等方面进行了详细的介绍；对小儿常用药物的合理使用进行了阐述；并讲解了儿童常见意外伤害的防范措施与家庭急救方法。

本书在编写的过程中，力求使用规范、通俗易懂的语言进行编写，使专业的医学知识尽可能科普化，达到实用、可操作的目的，为儿童的健康保驾护航，为从事儿童医学工作的同道们提供一个方便实用的健康宣传教材。

本书在编写中的错误和不当之处在所难免，恳请读者指正。

2014 年 7 月 28 日

目 录

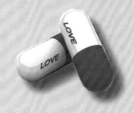

1. 常见症状篇

　　同一症状可见于不同的疾病，同一疾病在小儿与成人症状不同，不同的小儿其表现也会不同。因此，了解小儿常见症状特点，将有利于小儿疾病的诊治与康复。

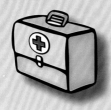

一、发热

1. 什么是发热?

当小儿体温超过正常范围高限值时称为发热。

用体温表腋下测量体温时间达 5 分钟，小儿正常体温一般为 36℃ ~ 37℃；口温比腋温高 0.4℃，肛温比口温高 0.3℃；肛门与口腔测量体温时间只需 2 ~ 3 分钟即可。如果所测体温高于以上温度，可以判断小儿体温升高了。

判断小儿是否发热唯一的方法就是测量体温，发现小儿面色潮红、手心热不能表明小儿是发热，更不能凭感觉随意给小儿喂退热药。

2. 什么是低热? 什么是高热?

按体温高低可将发热分为 4 类，以腋温为准：① 低热：腋温 <38℃；② 中度发热：腋温为 38℃ ~ 38.9℃；③ 高热：腋温为 39℃ ~ 41℃；④ 超高热：腋温 ≥ 41℃。

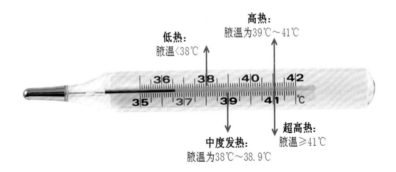

3. 小儿体温升高常见原因

小儿体温升高不一定就是患病，人体的体温受到年龄、性别、环境温度、活动等因素影响。人体体温主要受大脑体温调节中枢调控，婴幼儿由于此调节中枢尚未发育成熟，因此体温波动较大。

（1）人体体温生理波动

正常人的体温并非恒定不变，而是呈波动状。一天中因清晨身体尚在休息状态，故体温最低；而午后及傍晚时因进食及身体的活动增加，体温最高。

夏季体温比其他 3 个季节均稍高。

（2）小儿体温升高非病态性原因

①小儿哭闹、剧烈运动后，体内活动所产生的热量无法散出，可使体温暂时性升高。

②小儿注射预防针后可有短暂的发热，是由于身体对注射疫苗的反应。

③婴幼儿包裹衣物过多，体内热量无法散发，也可引起小儿体温升高。

④刚给小儿洗过热水浴即测量体温，会出现体温升高。

⑤刚进食过热的水和食物即刻测量口温会导致所测的温度升高。

⑥测量体温时间过长，如腋表、口表、肛表分别超过 5、3、2 分钟，也会引起所测体温偏高。

此类因非病态引起的体温升高是短暂、良性的，只要找到原因并去除，体温即可恢复正常。

（3）小儿体温升高病态性原因

很多疾病确实会造成小儿体温升高，即发热。各种病毒、细菌感染等，如上呼吸道感染、胃肠炎、扁桃腺炎、肺炎、一些传染病、中枢神经系统感染及肿瘤等都有可能出现发热的症状；另外，1 岁以内的小儿也可能因为泌尿道感染而出现发热。以上这些原因都需经过各种检查才能进一步确诊。

4. 发热对人体有哪些利弊？

（1）发热对人体有利的方面

小儿发热并非都是有害的，目前医学研究证实，发热是疾病初期机体对病原体入侵的正常防御性保护反应，可加快人体的新陈代谢过程，也是机体抗感染反应之一。

人体发热时，机体可产生对抗细菌、病毒的抗体，增强人体白细胞内消除病原体毒素酶的活力，可增强肝脏对毒素的解毒作用，从而抵抗一些致病微生物对人体的侵袭，促进人体恢复健康。

（2）发热对人体不利的方面

发热当然也会损害人体健康，特别是高热持续过久，会造成人体内各器官、组织的调节功能失常。

①高热时，大脑皮层处于过度兴奋或高度抑制状态，小儿因年幼表现更为突出。大脑皮层过度兴奋：烦躁不安、头痛甚至发生高热惊厥；大脑皮层高度抑制：谵语、昏睡、昏迷等。

②发热时，可影响人体消化功能，如出现食欲不振、腹胀、便秘或导致胃肠道运动功能增强产生呕吐、腹泻甚至脱水等表现。

③发热时，人体的新陈代谢过程加快，加大了人体对各种营养物质的消耗，加大了人体对氧的消耗，加重了人体内脏器官的负担。

④发热时，由于心率加快、心输出量增加，加重小儿心脏负担，尤其是原有心脏病的小儿，会引起心力衰竭。

⑤持续的高热最终导致人体防御疾病的能力下降，增加了继发其他感染的危险。

5. 小儿常用测量体温的方法

判断小儿是否发热，用手估摸体温的误差很大，时常会发生误判，而要靠测量体温的方法来判断，一般测量体温的方法有以下几种。

（1）肛门测温法

先将温度计汞柱甩到35℃以下，在肛表头上抹一点石蜡油或食用油；让小儿平躺，先脱掉尿片，用手固定宝宝双脚并抬高；将肛门温度计插入宝宝肛门（1～2厘米）；压住臀部夹紧体温计；2分钟后取出体温计，用纸巾擦干净，查看数值。

注意：给小儿测量肛门温度时，一定要使用肛表。

读体温数值时，要横持体温表缓缓转动，取与眼等高的水平线位置看水银柱所示的温度刻度即可。

（2）腋下测温法

可用口表，先将汞柱甩到 35℃ 以下，将水银头放在腋窝中间，用手臂把温度计夹住，5 分钟后取出体温表查看数值。

注意：使用腋窝测量体温时，应先将腋窝皮肤的汗擦干，然后再将体温表水银部放置于腋窝中间。

（3）口腔测温法

先将消毒好的口表汞柱甩到 35℃ 以下，再将口表水银端斜置于小儿舌下，叮嘱小儿闭口，用鼻呼吸，不可以用牙齿咬体温表，3 分钟后取出体温表，擦净后查看数值。

（4）测量耳温

近年来有使用红外或电子耳温计测量体温，具有安全、方便的优点，可用于小儿。

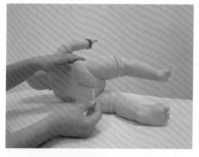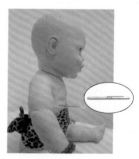

6. 小儿测量体温时的注意事项

（1）测量体温时，应事先查看体温表有无破损。

（2）5 岁以内或智力较差的小儿均需专人在一旁看护，并协助用手扶托住体温表。

（3）有口腔炎症性病变、张口呼吸、烦躁不合作、体弱衰竭或于测温前吃过热食、喝过热饮料或热水的患儿，会导致结果不够准确，暂不测量口温；昏迷、抽搐的患儿更有咬断体温计的危险，也不可以测量口温；婴幼儿及烦躁不能合作的小儿也不宜使用口表，以免因哭闹咬破体温表而发生意外。

（4）口温也会受外界环境温度的影响，如刚从寒冷的环境中进入室内而立即测口温，所测之数值可偏低。

（5）测量口温时，万一出现小儿不慎咬破体温计吞下水银时，不要惊慌失措，立即口服蛋清或牛奶，以阻止汞的吸收，一般均能排出体外，不致引起中毒。

（6）有腹泻的小儿不可以测量肛门温度。

7. 小儿发热时如何进行物理降温?

为了让小儿发汗，许多家长在小儿发热时经常给小儿穿上很多的衣服或盖很厚的被子，认为这样可以退热；有些家长在就诊前除了慌乱不知道做些什么，而导致部分小儿在来医院途中因高热而发生惊厥。很多家长不知道孩子的体温控制在 38.5℃（腋温）以下可以减少高热惊厥发生的风险，因此，先给患儿退热是减少小儿高热惊厥的重要措施之一。

物理降温是小儿发热时常用、安全的降温方法，适用于低热与一般情况良好的小儿。物理降温的方法简单、方便，而且不存在药物降温的不良反应，因此，在小儿发热的时候，最好首先选用一些物理降温方法。以下介绍几种家庭常用的物理降温方法。

在做物理降温前，首先注意室内通风，减少衣被，以达到散热的目的，尤其是小婴儿，但应注意小儿腹部的遮盖，防止腹部受凉。高热前寒战时，此时体温尚未升高，应注意给患儿适当保温，可给小儿喂一些温热饮食。当孩子体温超过 38.0℃（腋温）时，先用或配合用物理方法降温，可减少因高热而发生惊厥的危险。

（1）头部冷敷

头部冷敷适用于所有发热、体温并不特别高的孩子。方法是将毛巾用凉水浸湿后敷在患儿的前额部，每 5 ~ 10 分钟更换一次。

（2）温水擦浴与温水浴

适合于高热患儿的降温，尤其是有高热惊厥史的小儿。方法是用 32℃～34℃ 的温水擦拭患儿的全身皮肤，重点擦拭的部位是颈外侧、腋窝、大腿根部等有大血管行走的部位，可达到血管扩张、散热的作用。但注意不要擦拭颈项部、胸部、腹部，因为这是人体大脑中枢、心脏等重要脏器所在的部位，对冷刺激比较敏感，可引起反射性心率减慢、腹泻等不良反应。温水擦浴时，应注意给小孩遮盖腹部，防止腹部受凉。

如果小儿精神尚好，可采用洗温水浴的方法将患儿放入浴盆中擦洗，这样降温效果会更好，每次擦浴时间 5～10 分钟为宜；温水擦浴后应给患儿盖好衣被，并多喂温开水，让小儿多休息。

注意：擦浴时要注意观察小儿病情变化，如有寒战、面色苍白等异常表现，则应停止擦浴，及时去医院就医。

（3）喝温开水

发热时喝水可补充体液，促进出汗，人体水分充足与出汗时均对散热降温有良好的效果。

注意：喝水不适合喝冷水，而是以喝有一定温度的温开水为宜。

8. 发热小儿如何正确使用退热药？

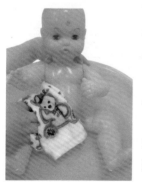

发热时是否给孩子用退热药，需要权衡利弊，药物可以改善孩子的病情，让孩子舒服一点，但也很可能带来一些不良反应。发热小儿使用退热药一般应遵循以下原则：

（1）世界卫生组织建议 2 个月以内的婴儿禁止使用任何退热药。

（2）体温 <38℃（腋温）、精神状态好、无中毒症状者、或系生理性与精神性因素所致体温暂时性升高者，均不应使用退热药。

（3）在一般情况下，药物退热治疗应该只用于体温较高的孩子，即：体温 38℃（腋温）以上；有高热惊厥史的小儿可适当放宽用药的指征。

（4）所用药物种类、方法和剂量一定要遵照医生的医嘱使用。

（5）切忌几种退热药在短时间内同时或混合使用，因为药效重叠，会使得体温迅速降至 36℃ 以下而引起新的问题，同时，还可增加药物的不良反应。

（6）两次退热药应用间隔时间一般为 4～6 小时、或按药物说明书、或遵照医嘱使用。

（7）使用药物退热可配合使用物理降温，以增加退热效果，同时可减少退热药的用量。

9. 如何观察与护理发热患儿?

（1）在孩子发热期间，应经常为患儿测量体温；如果您觉察到孩子发热时，可以每 4 小时测一次体温，一天测量 4～6 次，可以细致、准确地掌握病情；高热情况下或服用退热药后可每隔 1 小时测量体温一次。

（2）鼓励患儿多喝水，进食清淡、易消化的流质或半流质食物。

出汗多时，体内水分大量丢失，可口服米汤加盐溶液：小米汤 500ml+ 细盐 1.75g，或糖盐水：温开水 500ml+ 白糖 10g ＋ 细盐 1.75g，煮沸待冷却后再给小儿服用，以防脱水。

（3）不可给患儿穿着或包裹过多的衣被，以利散热，并及时更换出汗浸湿的衣服。

（4）室内要经常通风，保持室内空气清新，但同时要避免患儿直接吹风，保持室温在 18℃～22℃ 之间。

（5）仔细观察小儿有无面色苍白、呼吸增快，有无恶心、呕吐、腹泻，有无神志改变、以及惊厥的发生，若出现上述情况，需立即去医院就诊。

二、呕吐

1. 什么是呕吐？

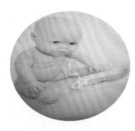

小儿呕吐是指小儿胃或部分小肠内容物被强制性地经口排出，常伴有恶心并有强力的腹肌收缩。

呕吐是人体的本能反应，可将所进食的对人体有害的物质排出体外，从而起到保护作用。由于小儿胃肠功能尚未健全，呕吐是小儿常见的一个症状。

2. 小儿呕吐常见原因

引起小儿呕吐原因不同，预后不同，处理的原则也不同。通常临床所称的呕吐实际上包括了反胃和呕吐。

（1）反胃

反胃是指非强制性的消化道分泌液或胃内容物从胃或食管流出口外的现象，通常不伴有恶心或强力的腹肌收缩。反胃可以是生理性的，也可由病理性原因引起。

初生数周的婴儿进食后 0.5 ～ 1 小时可见口腔有奶汁（含或不含乳块），即通常所称"溢奶"，但婴儿的食欲、睡眠、精神和体重增长均正常；常无明显的诱因，多于 7 ～ 8 个月内自然停止，故此种反胃又称生理性反胃。

有些时候由于喂养不当，如母乳喂养时姿势不正确、喂奶后给婴儿做各种护理（更换尿布、洗澡、喂药）等，也可引起婴儿吐出胃内容物，此种情况称为病理性反胃。

（2）呕吐

呕吐是指胃或部分小肠内容物被强制性地经口排出，常伴有恶心并有强力的腹肌收缩。引起呕吐的病因可分为梗阻性、反应性和中枢性三大类，前者常因外科性原因所致，后二者多由内科性疾病引起。

梗阻性呕吐可由先天性消化道畸形、某些后天性疾患使消化道梗阻，如胃食管反流、食管异物（如钱币、别针、鱼刺、瓜子、花生、豆类、枣核、玩具等）、肠梗阻等，均可致患儿反复呕吐。

反应性呕吐可由多种疾病所致，尤其是小儿患消化道疾病及发热性疾病时，如胃炎、肠炎、肺炎、猩红热、白喉、幽门螺杆菌感染、哮喘等均可引起小儿呕吐；某些原因导致小儿精神紧张时也会引起呕吐；各种中毒，如食物、药物、动物、植物等均可引起小儿呕吐。

中枢性呕吐由神经系统疾病所引起，如各种脑炎、脑膜炎、颅内肿瘤与出血、颅脑外伤、内耳前庭功能失调等。

3. 如何鉴别小儿呕吐物？

呕吐仅是一种症状，其病因复杂多样，不同的小儿引起呕吐的病因不尽相同，需结合病史、体格检查、必要的有针对性的实验室和影像学检查，进行综合分析才能找出引起小儿呕吐的原因，而进行针对性治疗。因此，孩子呕吐时，父母要仔细观察呕吐物的颜色气味、性状等，以便就诊时对疾病的诊断提供依据。

（1）清淡、灰白色呕吐物

提示呕吐物大多来自食道的稍带黏性的分泌物和咽下的奶水；如呕吐物中混有奶块，并有酸味说明呕吐物可能来自于胃。

（2）黄绿色呕吐物

说明呕吐物中混有胆汁，来自于胃以下的肠道，常提示有肠腔梗阻的可能。

（3）粪便性呕吐物

是由于食物在小肠内停滞时间较长经细菌和消化液的作用所致，提示呕吐物来自于肠道，系由于肠道有阻塞导致肠腔内容物反流引起呕吐，有低位肠梗阻可能。

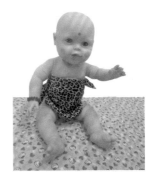

（4）血性呕吐物

如是鲜红色血样，表明有上消化道的动脉出血；如是紫褐色血样，则是静脉出血；如是咖啡色呕吐物，说明胃内有陈旧性出血。

4. 小儿呕吐时如何处理？

（1）呕吐严重者，须禁食 2 ~ 4 小时。

（2）呕吐停止或减轻后，可给予少量、易消化食物或米汤等流质饮食。

（3）有脱水或电解质紊乱者，应及时按需要补充液体与电解质，若有周围循环衰竭表现则应按循环衰竭处理。

（4）呕吐频繁者须予以镇静止吐，如苯巴比妥（鲁米那）、氯丙嗪（冬眠灵）等，慎用甲氧氯普胺（胃复安）。

（5）可适当使用解痉药物，如颠茄合剂、阿托品、山莨菪碱（654-2）等，但需注意如应用不当可掩盖症状，不利于明确诊断。

（6）积极寻找病因，对因治疗，方可使小儿呕吐停止，得以康复。

5. 小儿呕吐时如何进行饮食喂养？

（1）呕吐频繁时，可短期禁食，或给予静脉补液。

（2）呕吐停止后应多补充水分，可给予糖盐水、少油腻的流质，如藕粉、豆浆等。

（3）待病情好转后，即应及早进食，可以给予少渣、易消化的半流质，如麦片粥、蒸蛋、煮面条等，牛奶易引起腹泻胀气，应予限制进食。

 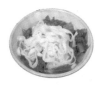 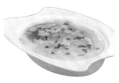

（4）在恢复后期，可改善患儿的食欲，适当增加营养和蛋白质，

开始可少食多餐，逐渐增加，以防消化不良。

6. 如何观察与护理呕吐患儿?

（1）对于溢乳的新生儿与婴儿，哺乳时不宜过急，哺乳后将小儿竖着抱起，轻拍其背部直至胃内气体排出；平放至右侧卧位，使乳汁易于进入肠道；食后不宜更换衣服或多动小儿，也不要与其玩耍，以防溢乳。

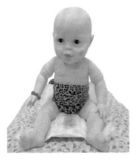

（2）呕吐时，将小儿取右侧卧位，以防呕吐物吸入引起窒息或吸入性肺炎。

（3）小婴儿呕吐后最好喂母乳，无母乳者可喂稀释牛乳；如呕吐停止，2～3天后可恢复正常喂奶。幼儿与儿童禁食后逐渐喂以流质，如稀释的牛奶、果汁、藕粉、米汤等；再逐渐变为半流质，如鸡蛋羹、稀饭、面条等；再逐渐恢复至平日饮食。注意饮食宜定时定量，避免暴饮暴食，不要过食煎炸油腻食品及冷饮。

（4）小儿发生呕吐时，首先不要盲目止吐；如怀疑中毒时，则需要催吐。

（5）呕吐较剧，伴有发热、明显头痛、腹痛、腹泻、吐出血样物、精神萎靡及抽搐等症状时，应带小儿去医院就诊。

三、腹泻

1. 什么是腹泻?

小儿每日大便3次以上，性状为稀便，不成形，大便中含水量增多，或含有不消化的食物残渣或黏液脓血，在医学上即称之为腹泻，俗称"拉肚子"。

母乳喂养的婴儿排泄松散的糊状粪便，每日 1 ~ 2 次者，这不能视为腹泻。

2. 小儿腹泻常见原因

婴幼儿由于胃肠功能发育不完善、身体的抵抗力较差等原因，很容易引起腹泻。腹泻只是一个临床症状，可由多种原因引起，主要有以下一些：

（1）饮食不当

喂养不定时、人工喂养时突然改变饮食品种、对某种食物的过敏或缺乏消化某种食物的酶，乳糖酶缺乏或活性低下时对糖类食物消化吸收障碍。

（2）气候变化

气候突然变化，腹部受凉时可使肠蠕动增加，天气过热消化液分泌减少，或饮奶过多等均可引起消化功能紊乱导致腹泻。

（3）肠道内感染

各种病毒、细菌、真菌、寄生虫等感染时均可引起小儿腹泻。

（4）肠道外感染

上呼吸道感染、肺炎、尿路感染及各种急性传染病时，可因病原体侵犯肠道或毒素作用使小儿消化道功能紊乱而出现腹泻。

3. 小儿腹泻时如何处理？

根据大便次数、有无脱水、电解质紊乱及全身中毒症状可将腹泻分为轻、重二型。

轻型：仅有腹泻表现、不伴有呕吐、大便次数每日在 10 次以下，多由饮食不当或肠道外感染引起。

重型：腹泻每天在 10 次以上，伴有脱水、电解质紊乱及全身中毒症状，常有呕吐，同时患儿精神也较萎靡。

对于无脱水征和轻度脱水的腹泻患儿可在家庭治疗，但家长要注意观察孩子的病情，一旦出现下列情况之一者，应及时去医院就医。

（1）腹泻剧烈，大便次数多或腹泻量大，可导致较严重脱水。

（2）频繁呕吐、不能正常饮食，也无法喝水与服药者。

（3）明显口渴，有脱水表现，如眼窝凹陷、泪少、皮肤干燥或尿量减少，四肢发冷等，有些患儿有神志改变，如目光呆滞、易激惹、淡漠、嗜睡等。

（4）患儿大便带血。

（5）年龄小于6个月、早产儿、有慢性病史或合并有其他疾病者。

注意：带孩子去医院就诊时，应用清洁的容器留取少许新鲜的大便带到医院，以协助腹泻的病因检查。

4. 小儿腹泻时如何合理用药?

（1）腹泻药物的合理使用

①抗生素：适用于细菌性肠炎，病毒性腹泻（如秋季腹泻）或饮食不当引起者不可用抗生素，否则会引起肠道菌群失调，导致二重感染。

②抗病毒药：由病毒感染引起者，可选用抗病毒类药物。

③蒙脱石散：为天然蒙脱石微粒粉剂，服用后对病毒、细菌及其产生的毒素、气体等有极强吸附作用，使其失去致病作用；此外，对消化道黏膜还具有很强的覆盖保护功能，可修复、提高黏膜屏障对致病因子的防御功能，具有平衡正常菌群和局部止痛作用。

服用方法：将1包蒙脱石散倒入半杯温开水（50毫升）中混匀服完，饭前空腹、与其他药分开服用。

④益生菌：使用后疗效尚有争论。

⑤中成药：可适当选用一些调整胃肠功能的中成药，详见"治疗用药篇"。

（2）小儿腹泻伴腹痛较重时，或伴反复呕吐时，应及时适当地补充液体，以纠正水和电解质紊乱；腹痛剧烈时可用解痉剂，如山莨菪碱与颠茄类等。

（3）慢性腹泻：长期慢性腹泻病因较多，如肠道感染控制不好、反复感染、消化酶缺乏或肠道菌群不健全等。治疗首先要了解腹泻病因，进行病因治疗，可以给予微生态制剂恢复胃肠功能，必要时可选用收敛药、吸附药。长期腹泻导致营养物质丢失，引起营养不良，应及时补充维生素等。

（4）过敏性腹泻：过敏性腹泻多与食物过敏有关，也常伴有其他部位的过敏表现，食用某种食物或药物就会出现腹泻，有时伴有过敏性皮疹，治疗主要是停用过敏的食物或药物，可加用抗过敏药物。

5. 小儿腹泻时需禁食吗？

按照以往的传统观点，腹泻患者需要禁食，称为"饥饿疗法"，其结果导致患者长期处于饥饿状态，加重营养不良，使腹泻和营养不良形成恶性循环。

近年来，国内外大量研究表明，腹泻时只要不伴有呕吐可以继续进食，饮食疗法是腹泻治疗的重要原则之一，不能进行饥饿疗法，不能靠输液、吃补药和营养品来代替饮食，只有这样，才能改善患者的营养状况，加快腹泻患儿的康复。

6. 如何观察与护理腹泻患儿？

腹泻患儿无论是否去医院就诊，家长做好对患儿的护理均十分重要。

（1）臀部护理

腹泻时患儿肛门周围皮肤会发红，严重者出现局部破溃、发炎。因此，对小婴儿要勤换尿布，每次大便后，用温水清洗臀部，注意用手沾水进行冲洗，避免用毛巾直接擦洗，避免用肥皂等刺激性用品清洗臀部，洗后用毛巾轻轻吸干，以防泌尿道感染及臀炎；如果臀部已经发红，清洗后涂护臀膏。

尿布下方避免使用不透气的塑料布或橡皮布，防止大、小便浸泡，引起尿布皮炎。

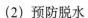

（2）预防脱水

因腹泻时粪便变稀且次数增加，会随粪便流失水和电解质，而导致患儿体内水分丢失，因此，要及时补充水分，以防小儿脱水。但不可单饮白开水，需补充含电解质的水分，一般有以下几种：

①米汤加盐溶液：配制方法，米汤 500ml，加细盐 1.75g。

②糖盐水：清洁水 500ml，加白糖 10g、细盐 1.75g，煮沸、放置冷却后服用。

③口服补液盐（ORS）：医院与药房有售。

（3）合理饮食

腹泻小儿仍可以继续饮食,没必要完全禁食,原则上给予易消化、营养丰富、高热量、低油和低糖的饮食，避免饮食过量或食用脂肪多的食物。

①母乳喂养小儿仍可以继续喂母乳，乳母以清淡食物为宜。

②人工喂养小儿，6 个月以下可喂 1/2 ～ 2/3 稀释配方奶或脱脂奶粉，2 ～ 3 天后逐渐恢复正常饮食。

③6 个月以上可用习惯的平常饮食，如稠粥（最好是小米粥）、面条、蔬菜，少量多餐。

④一般水果（香蕉等容易滑肠的除外）也可以吃，但要新鲜干净，不要吃冰冻食品。

⑤腹泻奶粉：适用于腹泻患儿服用（有牛奶过敏的小儿除外），营养成分全面，防治腹泻和营养不良效果较好。

（4）记录患儿大便、小便和呕吐的次数、量和性质。

7. 如何预防小儿腹泻?

（1）注意卫生：如饮食卫生、环境

卫生，养成良好的卫生习惯；看护人和小儿饭前便后要彻底洗净双手；做好奶瓶与餐具消毒；保证饮用洁净水；不吃变质食物，生吃的瓜果要洗净。

（2）提倡母乳喂养。

（3）积极防治营养不良等疾病。

（4）合理应用抗生素。

（5）接种疫苗：目前认为轮状病毒疫苗可有效预防部分腹泻。

8. 什么是秋季腹泻？

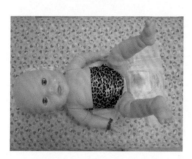

秋季腹泻又称轮状病毒性肠炎，是一种由轮状病毒引起的急性腹泻病，主要发生在 2 岁以下的婴幼儿，尤其是 1 岁半以下的婴幼儿多见，发病季节多在 9～12 月份，故称为秋季腹泻。

主要特点有：起病急，病情重，先吐后泻，常伴有发热和上呼吸道症状，大便呈水样或蛋花汤样，每日可达 10～20 次，并伴有口渴、尿少等脱水症状。病程有自限性，一般 5～7 天，长者可达 3 周，如及时治疗后大多数较快治愈，极少数可合并严重电解质紊乱、脑炎、肠套叠和病毒性心肌炎而危及生命。（详见常见传染病篇）

四、腹痛

1. 什么是腹痛？

腹痛就是"肚子痛"。因病因、年龄的差异，不同小儿表现不一。

2. 小儿腹痛时有哪些表现？

年长儿会自诉有腹痛的存在，同时表现出像虾米一样将身体弯起来，严重者或在地上打滚，伴有面色苍白、恶心、呕吐、出冷汗。

幼儿因年幼不能准确诉说疼痛的部位，可趁孩子安静熟睡时，轻轻触摸进行腹部检查，触到疼痛点时小儿面部会有痛苦的表情，或迅速将检查者的手推开。

婴儿腹痛时会突然大哭大闹，数分钟后又一切正常，但精神差，想睡觉，在一阵间歇期后哭闹可能又反复，此时应引起重视，注意观察患儿的伴随症状，如呕吐与大便情况。

3. 小儿腹痛常见原因

腹痛是小儿一个常见的症状，可急可缓，原因很多，可由腹腔内脏器组织器质性或功能性病变引起，也可由腹部外病变所致，要善于鉴别各类腹痛，以免耽误患儿病情。

小儿腹痛按照发病的急缓、病程的长短和发作的次数分为急性腹痛、慢性腹痛和再发性腹痛；按照引起腹痛的病因分为器质性腹痛和功能性腹痛，或又称为外科性腹痛和内科性腹痛。

（1）内科性腹痛

又称功能性腹痛，即指非外科疾病引起，常先有发热后有腹痛，阵发性，持续时间短暂，可自行缓解，按压腹部时患儿喜按不拒绝，或能使小儿腹痛暂时缓解，此种腹痛不需要外科手术治疗。常见于以下原因：

①饮食不当：暴食、大量冷食、局部受凉、乳儿吞咽大量空气造成消化功能紊乱，均可引起胃肠痉挛；牛奶过敏也可引起小儿腹痛；大便干结或便秘、排便不畅时也会出现腹痛。

②肠道寄生虫、胃肠炎、痢疾、大便秘结或腹型癫痫。

③消化道内疾病：消化道溃疡、过敏性紫癜、肠炎等。

④消化道外疾病：尿路感染、急性扁桃腺炎、大叶性肺炎、败

血症、少见的遗传代谢性疾病等。

（2）外科性腹痛

此类腹痛多为持续性同时伴有阵发性加剧，且腹痛随着病情的进展而加重，常为先有腹痛后有发热，患儿腹痛拒按，有些疾病需要外科手术治疗后腹痛才能缓解。引起小儿外科性腹痛常见疾病有：急性阑尾炎、肠套叠、肠扭转、嵌顿疝、腹膜炎等。

4. 如何观察与护理腹痛患儿？

（1）父母遇到小儿有剧烈腹痛，不要过分紧张，首要是先确认引起腹痛的原因，在没有查清原因之前不要随意给予止痛药，因止痛后容易延误正确的诊断和治疗。如系急腹症常需紧急处理，否则会造成严重损害，甚至危及生命。

（2）可停止进食并卧床观察 1 ～ 2 小时，与患儿说话转移其注意力，随时轻按腹部，注意腹部有无拒按，有无包块。如果腹部柔软不胀，揉腹部时感觉舒服，腹痛不影响活动、食欲及睡眠，不伴面色改变，可初步确定不是外科疾病。

（3）小儿腹痛时，不可随意使用驱虫药，此时驱虫可激发虫体游动，并乱窜或扭结成团而加重腹痛，个别患者甚至发生胆道蛔虫病或肠梗阻。

（4）小儿腹痛时，不可随意按摩与热敷，否则会使感染扩散、出血和梗阻加重。

5. 腹痛小儿何时去医院急诊？

腹痛是一种急性症状，父母应慎重对待。凡是小儿腹痛出现以下情况者应立即送患儿去医院进一步检查和治疗。

（1）腹痛剧烈但又找不出原因。

（2）婴儿腹痛后出现果酱样大便、柏油样大便或鲜红血便。

（3）腹痛时触摸腹部有腹部紧张、拒按或腹部摸到包块。

（4）如果小儿腹痛持续 4 小时以上，走路时不能直立，或双手捧腹或双腿蜷曲；或较小婴儿突然发生反常哭闹、面色苍白、出汗、精神萎靡，并伴有发热、呕吐及腹泻，特别是有血便等。

五、血尿

1. 什么是血尿？

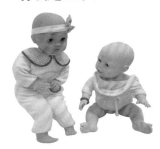

血尿是指尿中红细胞增多，当出血量＞1ml 肉眼可看出时称为肉眼血尿，有时尿色无改变而仅在显微镜下见到离心尿中红细胞≥3 个／高倍视野，此时则称为镜下血尿。血尿可间歇发作也可持续存在。

2. 如何判断真性血尿与假性血尿？

临床上，有时小儿尿液发红或尿中有红细胞，但并非是有真正意义的血尿，即称为"假性血尿"，应加以鉴别，一般有以下几种情况。

（1）非泌尿系统出血而混入尿液

如外阴、阴道或下消化道出血所致。常见有大便干燥引起肛裂出血，外阴炎症或损伤引起出血，青春期女孩月经污染等。

（2）血红蛋白尿或肌红蛋白尿

尿液呈葡萄酒样均匀透明，尿检镜下不见有红细胞，潜血检测呈阳性反应。

（3）红色尿

某些食物或蔬菜中的色素、药物（如大黄、利福平、苯妥英钠、氨基比林等）及代谢异常（如卟啉尿）等，均可致尿色发红。

3. 小儿血尿常见原因

血尿是儿科常见的一个病症，引起儿童血尿的原因很多，不同患儿有着不同的病因。因此，对血尿应进行定位与定性分析，寻找其病因，以指导进行正确的病因治疗，小儿血尿常见原因有以下一些。

（1）泌尿系统疾病：炎症、畸形、结石、外伤及肿瘤等均可引起血尿。为了进一步寻找血尿的部位，此类血尿临床上又分为肾小球性血尿和非肾小球性血尿。

肾小球性血尿见于原发性肾小球肾炎、继发性肾小球肾炎和遗传性家族性肾炎；非肾小球性血尿见于特发性高钙尿症、泌尿系统感染、泌尿系统畸形、肾血管性病变、泌尿系创伤、肿瘤、结石及药物或毒物等。

（2）全身出血性疾病的表现之一。

（3）邻近器官：阑尾炎或结肠疾病。

（4）功能性：剧烈运动后、肾下垂等。

4. 病史对儿童血尿病因判断有何意义?

引起小儿血尿的病因很多，不同疾病引起的血尿有着不同的特点。因此，详细的病史询问在小儿血尿病因诊断上有着重要意义。

（1）泌尿系感染

是引起小儿血尿最常见的病因，可由细菌、病毒及衣原体等引起，儿童有血尿时往往伴尿路刺激症状，但小婴儿可仅有发热、拒食、哭闹及体重不增等。

（2）急性链球菌感染后肾炎

常有明确的前驱感染史（扁桃体炎、猩红热、皮肤感染），血尿多发生于感染后 7～14 天。IgA 肾病多于呼吸道感染同时或 1～2 天内出现血尿。

（3）其他疾病

有无过敏性紫癜、乙型肝炎史；有无外伤史、有无鼠类接触史（对流行性出血热有重要意义）等均对相应血尿的诊断有提示作用。

（4）药物性血尿

近期服用一些药物也可引起血尿，如磺胺、氨基糖苷类抗生素、环磷酰胺、感冒通等。

（5）家族性血尿

有血尿、肾功能衰竭、耳聋病史，提示 Alport 综合征可能。

（6）伴随症状及体征

伴有水肿、高血压常提示原发或继发肾小球疾患；伴尿路刺激征（如尿频、尿急、尿痛）提示泌尿系感染；肾区绞痛、叩痛提示结石；腹部肿块多见于肾肿瘤、肾积水、肾囊肿性疾病。

血尿是一个包括多种病因的复杂病症，提供详细的病史固然重要，但临床上仍需通过一系列相关的检查，才能加以鉴别而帮助确定其病因诊断。如尿常规、尿细菌培养、尿红细胞形态、尿蛋白定量、血常规及相应的血液学检查、泌尿系超声检查和肾脏穿刺活体组织检查等。

5. 如何观察与护理血尿患儿?

（1）心理护理，解释并安慰患儿，消除恐惧，使其积极配合检查与治疗。

（2）嘱患儿多饮水，少吃刺激性食物，如辣椒、蒜等，进食高热量、流汁饮食。明确为肾炎引起的血尿患儿，饮食中适当减少蛋白质摄入量，蛋白质代谢生成尿素，由肾排出。因此，蛋白质摄入量过多，会增加肾负担。

（3）血尿严重时，应卧床休息，剧烈运动可使有些病因所致的血尿加重。

（4）注意预防呼吸道感染，及时彻底治疗扁桃体炎、鼻窦炎、淋巴结炎。

（5）注意观察患儿的病情变化，如面色、血尿等。

（6）注意患儿有无发热、尿量变化、腰痛等症状。

（7）病因未明确前，应避免盲目使用止血药物等治疗，只有配合检查明确血尿病因，才能有效治疗患儿血尿。

六、喘息

1. 什么是喘息？

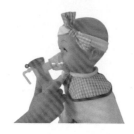

喘息是小儿时期常见的病症之一，据统计有近 50% 儿童有婴幼儿喘息史；喘息是小儿下呼吸道阻塞性疾病的表现，主要表现为咳嗽、气促和胸闷。

2. 小儿喘息常见病因

小儿尤其是婴幼儿气管和支气管均比较狭小，周围弹力纤维不完善，在受管腔内外或管壁等因素作用下均可造成支气管管腔堵塞，导致通气不畅而发生喘息。

引起婴幼儿喘息最常见病因有：免疫炎症引起的气道反应性疾病、呼吸道感染、胃食管反流及阻塞性睡眠呼吸暂停；少见原因有：先天性气道畸形、气道异物吸入、支气管淋巴结结核等；罕见原因有：闭塞性毛细支气管炎、先天性心血管疾病、免疫缺陷病、原发性纤毛运动障碍、肿瘤、声带功能不全等。以上病因可因年龄等因素的不同其发生喘息的病因不同。

（1）年龄

①小于 6 个月小婴儿：以先天性气道畸形（喉及气管支气管软化症、气管支气管狭窄、支气管肺发育不良、气管食管瘘）、早产儿气管插管后狭窄、腭裂、先天性心血管疾病等为多见。

②6 个月～1 岁婴儿：除以上先天性疾病外，免疫炎症引起的

气道反应性疾病（喉炎、毛细支气管炎、哮喘等）、气道异物、胃食管反流、支气管淋巴结结核等疾病引起的喘息明显增多，尤其是呼吸道病毒（呼吸道合胞病毒、鼻病毒等）感染引起的毛细支气管炎是此时期婴幼儿喘息的主要原因。此外，非典型病原体（肺炎支原体）也占有一定地位。

③1～3岁幼儿：此时期喘息的病因主要是由免疫炎症引起的气道反应性疾病为主，持续顽固性喘息时应考虑先天性气道畸形、气道异物吸入、胃食管反流、闭塞性毛细支气管炎及支气管淋巴结结核。

（2）喘息类型

不同类型的喘息其病因不尽相同。与季节变化或环境暴露等因素有关所致的偶发性喘息，多见于免疫炎症引起的气道反应性疾病，如哮喘等；从出生开始一直持续发作的喘息可能由于先天性异常所致；伴有持续性呼吸系统疾病的小儿可能因支气管或肺发育不良引起，如囊性纤维化、喉及气管支气管软化症、原发性纤毛运动障碍等。

（3）发病季节

有些喘息的诱因存在季节性规律，如合胞病毒感染所致者多在秋冬季多见；室外吸入性过敏原引起者，多见于春秋两季；而室内尘螨引起者，全年均可引起症状；哮喘引起的喘息可因天气变化而发作。

（4）咳嗽症状

喘息患儿如进食后出现咳嗽症状，则可提示胃食管反流；在夜间有较为严重的干咳可能为胃食管反流、哮喘或过敏引起；患有阻塞性睡眠呼吸暂停的儿童可在夜间因咳嗽或喘息而惊醒。

（5）体位变化

气管软化或大血管异常可能会出现由于体位改变而引起的小婴儿喘息。

对喘息患儿在进行病因诊断的同时，除详细询问病史外，还需进行相关检查方可明确诊断，如过敏原测定、免疫功能检查、胸部X线或CT检查、24小时食管pH或钡餐、心脏超声、纤维支气管镜等。

3. 婴幼儿喘息与哮喘

喘息是小儿发病率较高的症状，但在喘息患儿中，除喘息发生的病因、频度及程度因人而异外，不同患儿喘息的预后不同，并不是所有喘息的小儿都可诊断为哮喘，也不是所有喘息患儿将来都会转变为哮喘。近年来，通过对婴幼儿喘息研究，对其病因及预后有了很大的认识，可将婴幼儿喘息分为3种类型。

（1）早期一过性喘息：此类喘息起病较早，多见于早产、父母吸烟者，主要是由于环境因素导致的肺发育延迟所致，大多数患儿在3岁之内喘息逐渐消失。

（2）早期起病持续性喘息（指3岁前起病）：主要表现为与急性呼吸道病毒感染相关的反复喘息，小儿喘息的发生与一些病毒有关。小于2岁的小儿，喘息发作的原因通常与呼吸道合胞病毒感染有关；而2岁以上者，往往与鼻病毒等其他病毒感染有关。患儿本人没有湿疹或过敏性鼻炎的表现，家族中也无过敏性疾病史，喘息症状一般持续至学龄期，部分患儿在12岁时仍然有症状。

（3）迟发性喘息／哮喘：患儿有典型的特应症病史，往往伴有湿疹、过敏性鼻炎等病史。喘息症状常迁延持续至成年期，气道有典型的哮喘病理特征。

喘息小儿有下列情况者高度提示患儿可能为哮喘：反复发作喘息（1次／月）；运动后有咳喘；无病毒感染时夜间有咳嗽；喘息症状持续至3岁以后。

有下列情况提示的喘息患儿可能发生哮喘：在过去1年中有4

次或以上反复喘息，同时伴 1 项主要危险因素或 2 项次要危险因素。主要危险因素有：父母亲有哮喘史；经医生诊断患特应性皮炎；有吸入性过敏原（如螨类或花粉类等过敏原）致敏的依据。次要危险因素有：有食物过敏依据；外周血嗜酸性粒细胞 ≥ 4%；无感冒时也发生喘息。

4. 如何观察与护理喘息患儿？

反复发生喘息的婴儿在进入青少年期发生持续性哮喘的风险更高，故对婴幼儿反复喘息发作的常见原因做好预防极为重要。

（1）给患儿适当的体育锻炼，以提高患儿的免疫力；冬季及感冒流行季节，尽可能不要带患儿去人多的公共场所，以减少呼吸道病毒感染的机会；对患有感冒的患儿，及时给予正确的诊治。

（2）家长应加强卫生知识，给小儿要少量多次饮水，保证充足营养。

（3）保持室内空气的清新，尽量保证小儿避免污浊及刺激性异味的环境，家中不要有人吸烟，不要饲养宠物；少去环境较差的场所，降低患儿与油烟、汽车尾气等污染气体的接触。

（4）母乳喂养可降低婴儿喘息发生率，故小婴儿尽可能坚持母乳喂养。

（5）过敏原是导致小儿喘息发生的重要因素之一，对于明确有过敏性疾病史的患儿，尤其是有特应质（过敏性哮喘、鼻炎及皮炎）的患儿，应避免接触过敏原，如宠物、毛绒玩具、化妆品等。

（6）及时正确诊治。在婴幼儿阶段无论何种原因引起的喘息，在喘息发作时均应配合医生而给予积极治疗。皮质激素、白三烯受体拮抗剂是婴幼儿喘息常用的治疗药物，需较长期的应用才能达到控制与治愈的作用；而 β_2 受体激动剂、抗胆碱能药物仅短期应用于喘息急性发作时解痉平喘的治疗；在不合并感染的情况下，抗生素对喘息发作的治疗无效，故不要滥用抗生素。

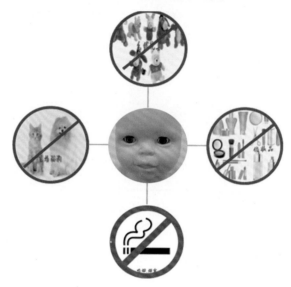

七、慢性咳嗽

1. 什么是慢性咳嗽？

小儿慢性咳嗽是指咳嗽症状持续大于 4 周，称为慢性咳嗽。根据咳嗽是否伴有其他症状或体征，儿童慢性咳嗽分为特异性咳嗽与非特异性咳嗽。

（1）特异性咳嗽

特异性咳嗽是指咳嗽伴有能够提示特异性病因的其他症状或体征，即咳嗽是这些诊断明确的疾病症状之一。例如，咳嗽伴随呼气性呼吸困难、听诊有呼气相延长或哮鸣音者，往往提示胸内气道病变，如气管支气管炎、哮喘、先天性气道发育异常(如气管支气管软化)等；伴随呼吸急促、缺氧或紫绀者提示肺部炎症等。

（2）非特异性咳嗽

非特异性咳嗽是指咳嗽为主要或惟一表现，胸部 X 线片检查未见异常的慢性咳嗽。目前临床上的慢性咳嗽主要就是指这一类咳嗽，又称"狭义的慢性咳嗽"。

2. 小儿慢性咳嗽常见原因

儿童与成人不同的是，儿童慢性咳嗽时应充分考虑年龄因素，不同年龄儿童引起慢性咳嗽的常见病因不一。

不同年龄儿童慢性咳嗽常见病因

年　龄	病　因
婴幼儿期、学龄前期（0～6周岁）	呼吸道感染和感染后咳嗽、咳嗽变异性哮喘、上气道咳嗽综合征、迁延性细菌性支气管炎、胃食管反流等
学龄期（>6周岁～青春期）	咳嗽变异性哮喘、上气道咳嗽综合征、肺结核、心因性咳嗽等

其他的原因有：非哮喘性嗜酸粒细胞性支气管炎（NAEB）、过敏性咳嗽（AC）、药物诱发性咳嗽、耳源性咳嗽、多病因的慢性咳嗽。

儿童非特异性咳嗽的原因具有年龄特点，需要仔细的系统评估、详细的病史询问和体格检查，对这类患儿需要做胸部／鼻部 X 线片检查，年龄适宜者应做肺通气功能检查及气道炎性指标等检查，才能明确病因。

3. 小儿慢性咳嗽有哪些表现？

不同病因的慢性咳嗽有着不同的特点，基本的临床资料对儿童慢性咳嗽的诊断有着重要的作用。儿童慢性咳嗽常见的病因表现如下。

（1）呼吸道感染与感染后咳嗽（PIC）

是引起幼儿和学龄前儿童慢性咳嗽的常见原因。患儿病前有呼吸道感染史，继之出现咳嗽。咳嗽呈刺激性干咳或伴少量白色黏液

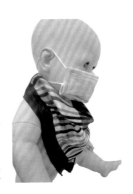

痰；胸部 X 线片检查无异常；肺通气功能正常；咳嗽通常具有自限性。但临床上在诊断时需除外引起小儿慢性咳嗽的其他原因。

（2）咳嗽变异性哮喘（CVA）

CVA 是引起儿童尤其是学龄期及以后儿童慢性咳嗽常见原因之一。患儿常在夜间和（或）清晨发作，运动、遇冷空气后咳嗽加重，临床上无感染征象或经过较长时间抗生素治疗无效；支气管扩张剂诊断性治疗可使咳嗽症状明显缓解；肺通气功能正常，支气管激发试验提示气道高反应性；有过敏性疾病史包括药物过敏史，以及过敏性疾病阳性家族史。

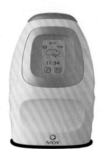

近来有研究报道，呼气末一氧化氮测定(FeNO)作为一种无创伤性的气道炎症标志物，在 CVA 的诊断中有一定的帮助，尤其是儿童。

（3）上气道咳嗽综合征（UACS）

各种鼻炎（过敏性及非过敏性）、鼻窦炎、慢性咽炎、慢性扁桃体炎、鼻息肉、腺样体肥大等上气道疾病可导致慢性咳嗽。咳嗽伴或不伴咳痰，咳嗽以清晨或体位改变时为甚，常伴有鼻塞、流涕、咽干并有异物感、反复清咽、有咽后壁黏液附着感，少数患儿诉有头痛、头晕、低热等；检查鼻窦区可有压痛，鼻窦开口处可有黄白色分泌物流出，咽后壁滤泡明显增生，呈鹅卵石样，有时可见咽后壁黏液样物附着；鼻窦炎所致者，鼻窦 X 线平片或 CT 片可有相应改变。

4. 小儿慢性咳嗽有哪些危害？

（1）生理

咳嗽剧烈时，对患儿心血管系统、中枢神经系统、胃肠道系统、泌尿系统、骨骼肌系统及呼吸系统等均有影响。如剧烈的咳嗽会引起肋骨骨折、会引起头痛、会造成患儿腹压升高引起食物的反流导致呕吐或反流性疾病、会影响孩子的睡眠，或引起胸痛、甚至晕厥。

（2）心理

儿童患慢性咳嗽后，患儿与家长感到精神疲惫，影响了患儿的学习与生活，给患儿带来误学、家长误工的影响，从而对患儿的生长发育、智力发育和学习成绩产生不利的影响。一些患儿可能还会产生抑郁症状。

（3）社会与家庭

由于咳嗽病因复杂，不同的患儿有着不同的病因，诊断不易。因此，误诊率较高，治疗费用高，给家长和社会带来额外的经济负担。在美国，咳嗽为门诊患者就医原因的第2位，每年治疗费用超过10亿美元，我国情况也与国外相似。

5. 如何观察与护理慢性咳嗽患儿？

（1）病因治疗

儿童慢性咳嗽的处理原则是明确病因，针对病因进行治疗，不同的病因有着不同的治疗方法。如病因不明，可进行经验性对症治疗以期达到有效控制；如果治疗后咳嗽症状没有缓解，应重新评估。镇咳药物不宜应用于婴儿。

（2）注意护理

①注意去除或避免诱发、加重咳嗽的因素。如避免接触过敏原、受凉、烟雾的环境；如系气道异物引起者则应及时取出异物；对鼻窦炎者可进行鼻腔灌洗、选用减充血药；体位变化，改变食物性状，少量多餐等对胃食管反流引起者有效；对心因性咳嗽则可给予心理疗法；及时接种疫苗，预防呼吸道传染病和呼吸道感染。

②水分的补充也很重要，要多喝白开水，因为频繁咳嗽会造成呼吸道水分的大量丢失，而越干燥对呼吸道的刺激就越强。

③在治疗过程当中，家长不要自行加药。因为医生考虑治疗方案的时候，已经有几种药物的联合，私自加药可能会与所用药物重合，

导致过量用药，避免造成药物过量的不良反应。

④家长应教导孩子在咳嗽的时候，避免直接面对周围的人，简单的方法是用手臂遮挡口部，避免咳嗽飞沫在空气中传播，保护自己的同时也保护别人。

⑤禁食冷饮、辛辣及油炸食品，多食富含维生素的蔬菜与水果。

⑥保证患儿一定的睡眠和休息；在感冒流行期间，少带患儿去公共场所。

6. 如何预防小儿慢性咳嗽?

（1）家长首先要了解一些儿童慢性咳嗽的相关知识，包括疾病性质、诱因、儿童的生理学特点等；注意孩子咳嗽的时间、有痰与否及伴随的症状，为医生提供一个较为完整的病史，这是预防与配合医生治疗的关键。

（2）做好儿童的生活起居工作，衣着要适中；在感冒流行季节尽可能不要带小儿去公共场所；要养成勤洗手的好习惯。

（3）鼓励儿童多参加体育活动，增强体质，提高机体免疫能力及对环境适应的能力。

（4）注意室内环境的保护，经常通风，避免有害气体如烟雾等对孩子的刺激，避免接触易引起过敏的尘螨、皮毛、花粉、霉菌等。

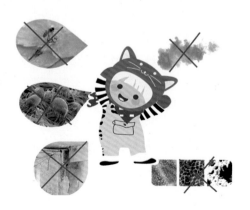

八、便秘

1. 什么是便秘?

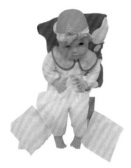

儿童 2 ~ 3 天排一次软便、量大、无排便困难视为正常。儿童便秘时,大便次数减少,排便 ≤ 2 次／周,粪便为硬块样或小石粒样,排便困难。便秘是儿童的一种常见病症,大约每 10 名儿童就有 1 名会因为便秘而就诊。

2. 小儿便秘常见原因

小儿便秘原因很多,概括起来可以分为两大类。

一类由非器质性原因引起,属功能性便秘,经过调理可以痊愈。绝大多数的婴幼儿便秘都是功能性的,占小儿便秘 90% 以上,虽然经常困扰患儿及家长,治疗亦颇为棘手,但总体而言预后较佳,绝大多数患儿随生长发育逐渐成熟而获痊愈,亦可谓之为"生长发育中的疾病"。

另一类为器质性原因导致,这种便秘通过一般调理不能痊愈,必须经过治疗基础病才能矫治。如消化道疾病、内分泌代谢性疾病、神经系统疾病等。

3. 小儿便秘有哪些危害?

(1) 代谢废物不能及时排出体外。

(2) 大便干结引起肛裂或内痔出血。

(3) 便秘日久,可引起全身症状,如精神不佳、食欲缺乏、头晕、乏力等,患儿可因粪便在直肠停留时间长,常有下坠感和排便不尽感。

(4) 器质性便秘是其他疾病的一个症状,需及时诊治。

4. 如何观察与护理便秘患儿？

（1）1 岁以内的婴儿

①建议妈妈在哺乳时增加一些含纤维素、水分较多的蔬菜、水果等，母亲不吃或少吃生姜、辣椒等会增加便秘的食物，以及酒、茶之类的饮料。

②婴儿可尝试更换配方奶粉。

③混合喂养和人工喂养的小儿 6 个月之内应添加适量水，添加辅食后更需要喝水，每天一般需要 150 ～ 300 毫升的水；喂水的时间点可选：洗澡后、玩耍后、睡醒后、两次吃奶之间，此时婴儿比较容易接受喝水。

④多吃蔬菜泥、水果泥：自制如菠菜、青菜、胡萝卜、梨、橙子、香蕉、苹果等蔬菜泥和水果泥，特别是在干燥的冬春季。

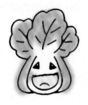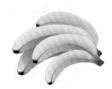

⑤训练婴儿定时排便：一般从 3 个月开始，可以有意识地训练婴儿养成按时排便的习惯，使其逐渐形成条件反射，定时产生便意，时间最好安排在早晨起床后，其他时间千万不要禁止排便。禁止排便有碍小儿身体健康，更容易造成便秘。

⑥腹部按摩：在婴儿喝完奶后 1 小时，可用右掌心在婴儿右下腹向上绕脐周顺时针轻轻按摩 10 余圈，以达到蠕肠通便的作用。

⑦补充益生菌：可以给 6 个月以上的婴儿喂养一些含有双歧杆菌、嗜热链球菌的食品。此外，生活中还有一个最简便方法，就是每天早晨在奶粉或在蒸蛋、面条及汤里加些有润肠作用的麻油，一般 1 ～ 2 滴为佳，使用过量则可能造成腹泻。

⑧对于便秘严重者，则应及早带婴儿去看医生，排除先天性巨结肠、肛门直肠狭窄等疾病情况。

(2) 1岁以上幼儿及儿童

①合理饮食：增加膳食纤维的摄入量，多食用蔬菜（菠菜、韭菜、胡萝卜、茄子、青椒及蘑菇等）、水果（梨、桃、香蕉、柿子、杏及枣）、粗粮（高粱米、玉米）和杂豆类（红小豆、芸豆及黄豆）；多食用产气的食物（萝卜、甘薯），以刺激肠道蠕动；多食用富含维生素 B_1 的食物（麦麸、粗粮等）。

②足量饮水：除正常饮食外，补充饮水量参考值如下。<1岁50～100毫升/天、1～4岁100～150、4～7岁150～200、7～13岁200～300、>13岁300～500，并随季节、气温及运动量适度调节。

③增加活动量：鼓励儿童参加各种体力活动、培养劳动习惯，每日应有1小时以上的体育锻炼，如慢跑、跳舞、游泳、跳绳等。

④心理、行为治疗：对于有畏惧排便心理的患儿，如排便疼痛，需进行心理疏导、抚慰以消除其恐惧心理，再进行排便习惯训练。还可以采用按摩方法，具体手法为用手掌顺时针方向按摩孩子的腹部，每日1～2次，每次按摩3分钟。

⑤生物反馈治疗：利用声音和图像的反馈，指导儿童正确控制肛门外括约肌和盆底肌的舒张、收缩，它适用于6岁以上可以主动配合治疗的患儿。

⑥给孩子的肛门涂抹少量水类润滑剂及肛内使用甘油栓剂，可以自然缓解排出干大便的痛苦。

5. 小儿便秘如何进行药物治疗?

(1) 微生态调节剂：双歧杆菌、乳酸杆菌等益生菌。

(2) 中药：健胃消食口服液、王氏保赤丸、四磨汤口服液等。

(3) 润滑剂：液状石蜡、甘油，能润滑肠管，使粪便易于通过，但不推荐长期使用液体石蜡，因为有引起脂溶性维生素缺乏的风险。

（4）其它：

①膨胀性泻药：多为不易吸收的植物性或半合成性纤维，如麦麸、果胶、车前草等，吸水膨胀成胶体，增大肠内体积，刺激肠蠕动，适用于膳食纤维不足的患儿。

②乳果糖：为合成性双糖，不被小肠吸收，可被分解为乳酸和醋酸，降低粪便酸碱度，并营养肠内有益菌群。

注意：不要经常给孩子服用泻药或使用开塞露，以免造成依赖性。

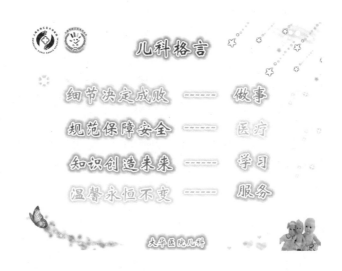

儿科格言

细节决定成败 —————— 做事

规范保障安全 —————— 医疗

知识创造未来 —————— 学习

温馨永恒不变 —————— 服务

太平医院儿科

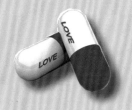

II. 常见急诊篇

  及时识别小儿急危重症状，如高热惊厥、呼吸道（气管、鼻、外耳道）与消化道异物、溺水及烫伤等，进行院前简易、正确的处置，将为病儿转危为安与成功救治赢得时间。

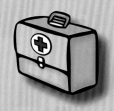

一、小儿高热惊厥

1. 什么是小儿高热惊厥？

高热惊厥是一种与发热（体温高达39℃以上）相关的惊厥现象，同时也会伴有脑部以外身体其他部位的感染症状，它好发于6个月～5岁的孩子。虽然惊厥发作的症状很可怕，但通常并不严重。

2. 小儿高热惊厥常见原因

小儿高热惊厥与发热性疾病中体温骤然升高、小儿神经系统发育不完善有关。最常见的诱因是呼吸道感染，也可伴发于出疹性传染病、中耳炎、尿路感染、消化道感染等。

3. 小儿高热惊厥有哪些表现？

小儿惊厥发作时，典型临床表现是全身对称性发作四肢和面部的肌肉抽动，伴有意识丧失，双眼上翻、凝视，有时伴有口吐白沫、面色青紫、大小便失禁。发作时间可由数秒至数分钟，极少数超过10分钟，惊厥发作的严重程度并不与体温成正比。抽搐停止后意识恢复，无神经系统异常，发作后1～2周做脑电图检查正常。

4. 小儿高热惊厥有哪些现场急救措施？

高热惊厥属小儿常见急症，及时准确的治疗，可防止发生惊厥性脑损伤，减少后遗症，应急措施包括以下一些：

（1）保持呼吸道通畅，应使患儿平卧，将头偏向一侧，以免分泌物或呕吐物将患儿口鼻堵住或误吸入肺内，因此，千万不可在惊厥发作时给孩子灌药，否则有引发吸入性肺炎的危险，此时如需给患儿使用退热药物等，可从患儿肛门内使用退热栓剂或镇静剂。

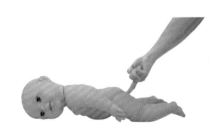

退热栓的使用

（2）保持安静，不要大声喊叫，尽量少搬动患儿，减少不必要的刺激。

（3）对已经出牙的小儿，可在上下牙齿间放入牙垫，也可用压舌板、匙柄、筷子等外缠绷带或干净的布条代替，以防抽搐时将舌咬破；此时应注意让患儿头部偏向一侧，以防舌根后坠，引起呼吸不畅。

（4）手指按压鼻和上唇之间的"人中穴"或足心的"涌泉穴"。

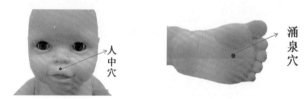

（5）解开孩子的领口、裤带，用温水擦浴头颈部、腋下和大腿根部，也可用凉毛巾敷在额头部降温，但切忌冷敷于胸腹部。

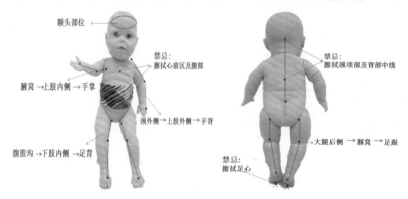

（6）待小儿抽搐停止、呼吸通畅后再送往医院；如果孩子抽搐5分钟以上不能缓解，或短时间内反复发作，预示病情较为严重，必须急送医院。在送往医院的途中，要多观察孩子的面色有无发青、苍白，呼吸是否急促、费力甚至呼吸暂停；应注意将口鼻暴露在外，伸直颈部保持气道通畅。

有些家长因缺乏医学知识，一看到小儿抽搐便不知所措，急忙用衣被包裹孩子前往医院，而且往往包得很紧，这样很容易使小儿口鼻受堵、头颈前倾、气道弯曲，造成呼吸道不通畅，甚至窒息死亡。

5. 如何观察与护理高热惊厥患儿？

（1）家长应详细观察与记录患儿惊厥发作的次数、持续的时间、抽搐的部位与程度，其他伴随的表现，抽搐停止后患儿的精神情况、体温情况，以便在就医时给医生提供详细的病史，供诊断与鉴别诊断。

（2）患儿因发热、抽搐、食欲降低、出汗多，导致消耗增多而入量不足，此时应给患儿适当多喝水，保证充足的水分；清醒后，给予富含维生素、高蛋白、高热量的清淡饮食，如蛋类、鱼类、蔬果类食物；进食较少的患儿可适当静脉补液。

（3）患儿需卧床休息，衣被不可过厚、过紧，以免影响机体散热，保持清洁，及时更换污染的衣物。

（4）保持室内环境安静，温度适宜，空气清鲜。

（5）做好患儿的药物与物理降温措施（详见常见症状篇）。

（6）热性惊厥是小儿常见的一个急性病症，可由许多发热性疾病引起；同时，也需要与一些伴有发热的惊厥性疾病如脑炎、脑膜炎等中枢神经系统疾病进行鉴别，因此，家长带患儿去医院就医后，应配合医生做所需的血、尿、粪等检查，必要时需做脑电图、头部CT 或腰穿等检查，以进一步明确病因诊断。

6. 如何预防小儿高热惊厥？

热性惊厥为小儿惊厥中最常见的一种，预后一般良好，引起智力低下的发生率很低，这是因为一般单纯性热性惊厥，发作次数少、时间短、恢复快，常无异常神经系统体征，故此惊厥发作时对大脑影响较少，但也不能因此疏于防范，应从以下几方面加以预防。

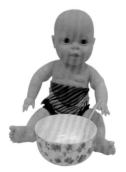

（1）预防感冒

对6个月至6岁的小儿平时应特别加强护理，注意营养平衡，增强体质，尽量减少患病的可能；天气变化时，需给小儿适时增减衣服，避免受凉；感冒流行季节，不要带小儿去公共场所，以免被传染；家中有人感冒时，需戴口罩，尽可能与小儿少接触；每天开窗通风，保持室内空气流通。

（2）提高免疫力

加强营养，经常性带小儿进行户外活动以增强体质、提高抵抗力，必要时可针对性地使用一些提高免疫功能的药物。

（3）备好所需药品

家中备好常用的药物，如退热剂、止痉剂（需在医生指导下），同时备好体温计。

（4）积极退热

曾经发生过高热惊厥的患儿在感冒时，家长应密切观察其体温变化，一旦体温达38℃以上时，应积极退热，要求在短时间内达到降温目的，不要让患儿的体温升至过高，必须维持在38℃以下，以减少高热惊厥的发生；对于当日已到医院就诊过的患儿，如体温再次升高或温度持续不退者，可每隔4～6小时使用一次退热药，并积极配合物理降温。

（5）观察病情

如患儿体温仍持续高热不退，或伴有精神萎靡、呕吐不能进食与喝水、或伴有明显腹泻者，应及时带患儿到医院就诊。

（6）预防复发

如孩子曾有过多次发作，存在高热惊厥转为癫痫的可能时，应带孩子到医院做进一步检查，以决定是否需要长期服药预防复发。

总之，热性惊厥患儿之前已有神经系统异常者，可能会导致将来智力低下；严重持续性惊厥本身也能引起脑损伤而影响智力，因此，父母要做好预防惊厥发生及反复发作的准备。

二、气道异物

1. 如何辨别小儿气道吸入异物？

喉异物、气管异物和支气管异物统称为呼吸道异物。异物的种类和大小不同及年龄不同其临床表现不同。

（1）儿童异物吸入发生在进食、玩耍中，较大异物造成气道梗阻时，表现为突然发生的呼吸窘迫，伴随咳嗽、呕吐、喘鸣和手抓脖子等。

（2）小婴儿表现为不能哭出声，虚弱、无力、无声的咳嗽，吸气时喘鸣或无呼吸音，呼吸困难程度加重，唇色或肤色迅速发绀，进而出现意识丧失。

（3）较小的异物可吸入气管、支气管，花生米、豆类等含有游离脂肪酸、油酸，对黏膜刺激较大，常出现高热、咳嗽、咯脓痰等急性支气管炎症状。若为金属异物，对局部刺激较小，症状不典型。

2. 小儿异物吸入的危害

如果孩子吸入的异物较大，则阻塞于声门，可立即窒息致死，有时即使抢救成功，也常因脑部缺氧时间过长而产生瘫痪、失语、智力低下等后遗症；如果吸入的异物较小，吸入气管、支气管，可引起呼吸困难、喘鸣、支气管、肺部反复感染，也可引起阻塞性肺气肿、肺不张。

3. 小儿异物吸入的原因

（1）给小儿进食不适当食物，如带有鱼刺、细小骨片、小竹签等的食物；或年龄小的儿童被喂食瓜子、花生或其他豆类食物。

（2）小儿进食时嬉闹、啼哭、玩耍、咳嗽、呕吐或进食时姿势不佳，如躺着进食。

（3）小儿不良的行为也会导致小儿发生气道异物，如喜欢把小型玩具、文具、果核或其他异物放到口、鼻中。

（4）儿童玩闹时，将活的小动物咬在嘴里，当小儿高兴发笑、说话时，牙齿松开，小动物趁机钻进口中，卡在咽喉部。

4. 小儿异物吸入有哪些现场急救措施？

气道异物引起小儿呼吸困难及呼吸骤停时需紧急去除异物，紧急去除异物方法有以下几种。

（1）首先将小儿抬头推下颌打开气道，如直视下观察咽喉部见有异物，即可在直视下用手指直接去除异物。方法：救护者将患儿的头偏向一侧，一手拇指伸入患儿口内，其余四指置于下颌骨处，将患儿舌及下颌骨垂直向上牵拉，另一手食指由患儿一侧口角伸入，将异物勾出，小婴儿可用另一手小指伸入将异物勾出。

（2）如系小于1岁的小儿，可采用拍背法或胸部冲击法去除异物。

①拍背法：抢救者保持坐位，婴儿身体置于前臂上，使之头低脚高，一手掌将婴儿的后颈部固定，另一手掌固定婴儿双侧下颌角，使婴儿头部轻度后仰，打开气道；两手及前臂将婴儿固定，翻转为俯卧位；用掌根叩击两肩胛之间5次，每次拍击都尽量把异物拍出来。

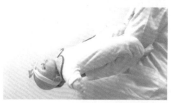

a. 头低脚高位，置于前臂

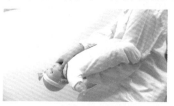

b. 推下颌，打开气道

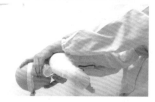

c. 固定后翻转为俯卧位

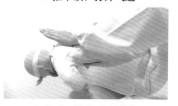

d. 拍击两肩胛之间部位

②胸部冲击法：背部拍击 5 次后，将另一手放于患儿背部，用手支撑住枕部，这样患儿被有效地放于两手前臂之间；小心保护患儿头颈的同时将其作为一整体进行翻身，将患儿置于仰卧位，此时抢救者的前臂放于大腿上，保证头低于躯干；在胸外按压的位置，即在胸骨的下 1/2 处按压，大约在两乳头连线下迅速向下给予 5 次胸部冲击，大约每秒 1 次。

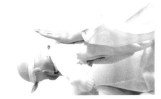

a.背部拍击

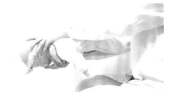

b.保护头颈翻转

c.翻转为俯卧位，推下颌

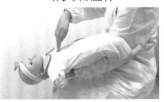

d.冲击胸骨下 1/2 处

（3）如系儿童：则采用腹部冲击法（哈姆立克法）去除异物。

①如系有意识儿童：患儿取站立位，抢救者站立或屈膝于患儿身后，双手臂放于儿童腋下，环绕腹部，将拳头的拇指端放于脐上和剑突下的位置对准腹部，握紧拳头向内向上连续快速冲击 5 次。每次冲击必须有力、快速，促使异物排出。

②如系无意识儿童：患儿取仰卧位，抢救者应骑跨于患儿大腿两侧，将一只手的掌根置于患儿剑突下的腹部中线，另一只手直接放在第一只手上，两手突然向上猛推压入腹部。

5. 如何预防小儿异物吸入？

（1）培养小儿良好的进食习惯，坐立位或者是头高位进食，不要边玩边吃，吃饭时尽量减少讲话，不要口含食物讲话。家长不要在进食时训斥或者逗笑孩子。

（2）3岁以下儿童最好不要进食干果类及其他较硬小食物，可以用研磨机磨碎后再进食。

（3）给小儿购买玩具时，要注意检查安全标示"CE"、"CIQ"等，检查玩具零件、绒毛是否易脱落；教育儿童改掉不良习惯，如喜欢将小物品含在口中、塑料袋套在头上等。

（4）小儿呕吐时，应将头转向一侧，防止误吸呕吐物；喂药时不能捏住鼻孔，待儿童张口呼吸时，突然将药喂入口中，易导致误吸。

（5）特别提醒家长：1岁以内的儿童禁食果冻，稍大儿童进食应该使用调羹。

三、外耳道异物

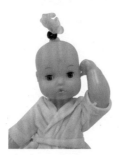

1. 小儿外耳道异物常见原因

（1）飞虫飞入耳道
（2）异物塞入耳道

2. 小儿外耳道异物有哪些处理措施？

（1）昆虫类

①光照法：一般小虫子均有趋光性，用灯光照射小儿耳道口，同时将小儿耳廓向后上方牵拉，使外耳道变直，以便小虫见光后爬出。

②烟熏法：家长吸一口香烟吹进患儿耳内，同时将耳廓向后上方牵拉，将小虫熏出。

③滴药法：有条件者，向小儿耳内滴入75%酒精使昆虫麻醉。

④淹溺法：向小儿耳内滴香油、白酒等，将小虫淹死并灌洗出来。

注意：小虫取出后，应用清洁的水冲洗小儿外耳道，并带小儿及时去耳鼻喉科就诊。

（2）无生命的异物

①体积小、深度浅的异物或水进入小儿外耳道，可轻轻拍击小儿耳廓，或单腿跳跃几下，促其排出。

②豆粒：选一根直径与耳孔一样大小的管状物插入耳道，用嘴对着管状物外口吸出异物。

③铁屑等异物：如有此类异物进入耳道后，可用细条形磁铁伸入耳道内，将其吸引出来。

④圆形异物：要记住不可用镊子夹取，可能会导致异物滑向深处而更难取出。

⑤豆、玉米、麦粒等植物：不可滴入药液，因可使异物体积涨大后更难取出。

⑥已发生鼓膜穿孔的耳道异物：不宜用水冲洗，防治诱发小儿中耳炎。

四、鼻内异物

1. 小儿鼻内异物有哪些表现?

（1）患儿有异物侧的鼻孔堵塞，并流脓性分泌物，也可有鼻出血和头痛。

（2）若异物长时间滞留在鼻腔内，压迫、刺激鼻黏膜，可发生炎症、肉芽组织增生、溃疡及坏死等，并阻碍鼻腔通气和鼻内分泌物的流出，患儿鼻子有臭味。

（3）有些异物可在鼻内形成以异物为核心的坚硬鼻石，此时孩子可出现头痛、一侧鼻塞、并流出味臭的脓血性鼻涕，孩子的呼吸中常可闻及一股臭气。

（4）有些异物如果未能及时取出，除可引起鼻炎、鼻窦炎外，还可引起骨髓炎等。

2. 小儿鼻内异物有哪些处理措施?

（1）一般不主张患儿家长或非专科医师试取异物，因为常常由于取异物的方法和器械不当，引起鼻黏膜损伤或发生其他意外。例如，有时异物被推向鼻腔后端，甚至被推至鼻咽部而坠入至喉部，甚至掉到气管内形成气管异物，有发生急性窒息死亡的危险。

（2）告诉患儿用嘴呼吸，不要用鼻子呼吸，以免将异物吸入气管。

（3）如果小儿鼻腔内异物较小，位置不深，可让患儿行擤鼻的动作将异物擤出。

要领是：施救者先用一个手指将患儿的健侧（无异物）鼻孔堵住，使其不漏气，而有异物侧鼻孔不可堵住，然后让患儿用口深吸气（不可用鼻深吸气，以免将异物吸入气管）后，做擤鼻动作，让气流将异物冲出鼻腔。

（4）令患儿仰卧床上，施救者立于其旁，用一手的中指堵住患儿耳孔，拇指堵住无异物鼻孔，另一只手的中指堵住另一侧耳孔，叫患儿张口，施救者对准其口，用嘴猛吹一口气，如果异物不是太大，往往是可以被吹出来的。

（5）如果异物形状不规整，如纸团、纱条等，小心用镊子或钩子取出；若异物较大，可尝试夹碎异物而分次取出；对光滑的球形异物，如珠子、豆类不可任意夹取，以免推向深处，甚至掉入气管，造成严重后果。

（6）异物取出后，根据局部损伤或有无感染等情况，配合其他治疗。一般可滴用呋喃西林滴鼻液，或用凡士林纱布覆盖创面，避免粘连；合并感染者，应全身使用抗生素；如为石块、木块或铁锈类异物，应肌注破伤风抗毒素。

五、消化道异物

1. 小儿胃肠道异物

（1）常见原因

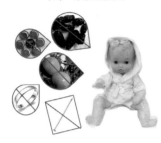

小儿喜欢将玩具及身边的各种东西放入口内，可因逗笑、哭闹误将异物吞入消化道内。小儿以食管异物最多见，其次为胃及肠道，通过食管后，异物多停滞在胃幽门部、十二指肠曲空肠转角处或回盲部等处。

粪石梗阻，多因小儿有不良排便习惯或食入大量带核的不易消化的食物，使之积聚于小肠或结肠内不能排出。

食入大量黑枣或未熟的柿子易形成胃石。

（2）临床表现

圆形、卵圆形或正方形无尖角的胃肠道异物，一般情况下均能很快自直肠排出体外，故患儿多无症状。

个别尖锐细长的物体，如针、长钉、开着的别针等，亦很少刺破肠壁及胃壁，即使刺破，因是逐渐穿出消化道，多能被纤维素包绕，不致形成急性穿孔性腹膜炎。多数情况下，这些异物能调转其钝端向前自行排出体外，不给小儿带来危害。

若引起消化道部分或完全梗阻，可有腹痛、呕吐等症状。

（3）并发症

一般吞入的异物，只要能通过食管进入胃，通过幽门则可经过全消化道24～48小时内排出体外，若停滞于消化道内，常可引起消化道出血、穿孔、部分性或完全性肠梗阻。

（4）治疗

小儿消化道异物除食管异物需立即经食管镜取出外，其余一般不需治疗。

在饮食方面仍可给予小儿一般饮食，只需增加一些富含纤维素的食物。禁忌给小儿使用泻药，以防肠蠕动紊乱，异物损伤肠壁。

黑枣形成的胃石或结肠内果核粪石在腹部柔软时，能触及异物团块者，可在麻醉下隔腹壁按压或肛门指检，小儿多能自行排出而治愈。

若小儿异物长期固定一处，出现完全性肠梗阻、肠穿孔、腹膜炎、肠出血者，须手术治疗。

含化学性有害物质（如铅、汞等）异物，不宜在肠道内停留时间过长，应积极早期取出。

2. 小儿食管异物

（1）常见原因

儿童因喜将物品嘬在口中玩耍，误吞而造成食管异物。常见的异物为硬币、纽扣、微型电池、别针、塑料盖、骨片、枣核等。

（2）临床表现

患儿最初表现为哽噎、疼痛、流涎、吞咽困难、呕吐；当食管黏膜有损伤时，呕吐物中可有血性物。

（3）并发症

小儿食管异物常并发有食管炎、食管气管瘘、食管穿孔、纵隔炎、食管周围脓肿或上纵隔脓肿，偶可见呼吸道感染；如局部炎症涉及或异物伤及主动脉可发生大出血，危及生命。

（4）治疗

一经确诊即需用食管镜取出异物；如异物嵌入食管壁内或穿出食管外，应行外科手术取出。

3. 如何预防小儿消化道异物？

（1）6个月到3岁的儿童，喜欢将能拿到的东西放入口中，故所有孩子可以接触的物品都应注意安全，婴儿不可触及体积小到可以入口的物品及零件进行玩耍，如硬币、纽扣、螺丝钉、纽扣电池

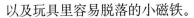

以及玩具里容易脱落的小磁铁。

（2）3 岁以上儿童，及时纠正不良习惯，比如喜欢口含物品。

（3）家长把好食物关，如黑枣、柿子类不宜空腹食用，更不能进食枣核等。

六、心搏呼吸骤停

1. 小儿心搏呼吸骤停有哪些表现？

小儿心搏呼吸骤停最可靠且出现较早的临床征象是意识突然丧失，伴以大动脉（婴儿检查肱动脉，儿童检查颈动脉或股动脉）搏动消失。此两个征象存在，心搏骤停的判断即可成立。

呼吸断续，呈叹息样，后即停止，多发生在心脏停搏后 30 ~ 60 秒内。

2. 早期心肺复苏有哪些重要性？

（1）时间就是生命。

心跳停止 3 秒，患者感到头晕；心跳停止 10 ~ 20 秒，发生晕厥或抽搐；心跳停止 60 秒，瞳孔散大，呼吸停止；心跳停止 4 ~ 6 分钟，大脑细胞可发生不可逆损害。所以必须在心跳停止后立即进行有效的心肺复苏。

复苏开始越早，存活率越高。4 分钟内复苏者，有一半患者被救活；4 ~ 6 分钟复苏者，10% 的患者可救活；超过 6 分钟复苏者，存活率仅 4%；超过 10 分钟复苏者，存活率更低。

（2）为了更好地抢救以及保证生存质量，心肺复苏中的基础生命支持应该是社区努力的一部分，第一时间给予快速的心肺复苏可以提高心搏呼吸骤停儿童的生存率，降低永久性脑损伤的发生率。

3. 心搏呼吸骤停有哪些现场急救措施？

（1）观察、总体评估

①确定施救者和患儿所在环境是否安全，尽量远离不安全因素。

如有可能被传染疾病的危险，应注意采取相应的防护措施；如果患儿是创伤所致心跳呼吸骤停，尽量不予搬动。

②确定患儿的意识状态，如果患儿对呼叫和疼痛刺激无反应，大动脉搏动消失，应立即进行心肺复苏术。

（2）心肺复苏术

包括基本生命支持、高级生命支持和持续生命支持 3 部分，现场急救主要是立即开始基本生命支持。

（3）呼叫 120 并转院

进行基本生命支持急救的同时呼叫 120 急救系统，立即转往就近医院，进一步评估，进入高级与持续生命支持阶段的急救。

4. 基本生命支持（PBLS）

基本生命支持又称现场急救或初期复苏处理，是指专业或非专业人员进行徒手抢救的方法，包括 3 个主要步骤：即胸外心脏按压、开放气道和人工呼吸。早期初级生命支持是心肺复苏成功的关键，也是脑功能恢复和保护的先决条件。

（1）循环支持（胸外心脏按压，C）

①将患儿置于硬板上，要求硬板长度等于患儿肩部至腰部的距离，宽度大于患儿的宽度。

②婴幼儿单人救援：两手指按压胸骨，位置在乳房连线的中点下，幅度为至少胸廓的 1/3，约 4cm。

③婴幼儿双人救援：环抱按压法，双手环绕婴儿胸廓，拇指置

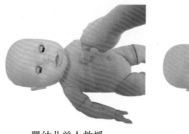 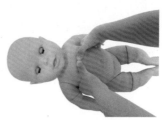

婴幼儿单人救援　　　　　　　　婴幼儿双人救援

于胸骨下 1 / 2 处，其余四指分开并环绕胸廓，拇指用力按压胸骨的同时，其余手指给予反压力以按压胸廓，幅度同上。

④儿童救援：单个或双手的掌根按压在胸骨的下半段，幅度最少达到胸部前后径的1/3或近5cm。给儿童行双手按压时，双手掌重叠，掌根部置于胸骨下1/2处，不要按压剑突部位，肘关节伸直，借体重、肩臂之力垂直向脊柱方向按压，使胸骨下陷约5cm。

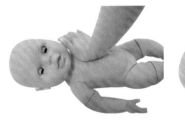 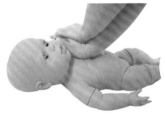

儿童救援（单手）　　　　　　儿童救援（双手）

⑤按压频率≥100次／分，下压与放松时间相等，或下压时间占按压周期的60%。按压时用力不可过猛，手指不可触及胸壁；放松时手掌完全但轻微离开胸骨。

（2）开放气道（A）

①清除患儿口咽部分泌物、呕吐物或异物，保持小儿头轻度后仰使气道平直，采用托颌、提颏方法，使下颌骨上移，防止舌根后坠而阻塞气道。

②仰头抬颏法：适用于脊柱无损伤或推下颌法不能开放气道的脊柱损伤患儿。一只手置于患儿前额，用手掌将头向背部倾斜处于正中位，令颈部稍微伸展。

③推下颌法：适用于脊柱损伤患儿。救治者手放置在患儿头部两侧，肘部支撑在患儿平躺的平面上，食指与中指握紧患儿两侧下颌角保持并固定脊柱于中立位，双手拇指用力向前推下颚；如患儿紧闭双唇，可用拇指把口唇分开。

（3）通气（B）

口对口鼻（1岁以下）或口对口（1岁以上）：正常吸气后给予患儿有效的人工呼吸，胸廓随吹气而起伏，每次吹气持续1秒，避免过度通气。单人救援时，按压／通气比例为30∶2；双人15∶2。

七、中毒

1. 小儿误服药物中毒

（1）常见原因

①有些药物之间包装相似，家长不仔细导致患儿误服，如美林（布洛芬混悬液）与艾畅（小儿伪麻美芬滴剂）。

②有些用量较小的药物，家长未仔细阅读使用说明导致超量服用。

③有些口感较好的儿童、成人药物放置不安全，患儿可取到导致误服。

④有些每日服用的维生素类药物，如维生素AD滴剂，家长看管不严导致过量服用。

（2）家庭处理措施

①家长早期发现小儿误服药物的异常行为，尽快弄清误服的药物名称、剂量及时间，送往医院时请将误服的药物或包装带上，为就诊提供准确资料。

②如确认小儿误服了药物，家庭可采用适当的急救措施，如催吐。2岁以下婴幼儿，可一手抱着，另一手用手指、调羹柄、筷子等刺激咽后壁，注意保持患儿头低位或侧卧位，防止哭闹时误吸入呼吸道；2岁以上幼儿、儿童，饮清水一杯，再刺激咽后壁使其呕吐。

注意：6月以下婴儿；神志不清、抽搐、昏迷的患儿；摄入酸、碱、腐蚀剂、重金属；摄入三环类抗抑郁药及可迅速引起抽搐和意识障碍的药物等，均禁忌催吐。

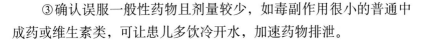

③确认误服一般性药物且剂量较少，如毒副作用很小的普通中成药或维生素类，可让患儿多饮冷开水，加速药物排泄。

2. 小儿食物中毒

（1）何谓食物中毒？

食物中毒是指小儿食用被细菌及其毒素污染的食物或食用含有毒性物质的食物而引起的中毒。

从致病因素看，可以分为两大类，一是致病微生物（细菌、毒素等）引起的中毒，主要表现为发热、呕吐、腹泻等胃肠道症状；二是化学毒物（误食农药及其他毒物污染的食品）引起的中毒，主要表现为呼吸困难、抽搐、血压下降及神经系统症状，并伴有胃肠的症状。

（2）家庭处理措施

让小儿停止食用可疑食品；立即去医院就诊；尽快报告卫生防疫部门。

（3）如何预防食物中毒？

关键是把好饮食关。蔬菜、瓜果要浸泡洗净；食用生凉菜肴要讲究卫生；隔餐隔宿食物要重新高温加工；不要把冰箱当保险箱。

3. 小儿亚硝酸盐中毒

（1）何谓亚硝酸盐中毒？

亚硝酸盐中毒又称为肠源性紫绀，系过量食用含有亚硝酸盐类的食物而引起。主要为一些有大量的亚硝酸盐的蔬菜，如青菜、小白菜、韭菜、菠菜、甜菜、卷心菜等，或饮用含有亚硝酸盐类的井水、果实、蒸锅水也可引起中毒。国家标准中规定，乳制品中亚硝酸盐含量不得高于 0.2mg/kg，肉制品中亚硝酸盐的残留量不得超过 30mg/kg。一般人体摄入 0.3 ~ 0.5g 的亚硝酸盐可引起中毒，超过 3g 则可致死。

（2）发生亚硝酸盐中毒的原因

①储存过久的新鲜蔬菜、腐烂蔬菜及放置过久的煮熟蔬菜，此

时原来菜内的硝酸盐在硝酸盐还原菌的作用下转化为亚硝酸盐。

②刚腌制不久的蔬菜（暴腌菜）含有大量亚硝酸盐，一般于腌制 20 天后亚硝酸盐含量减至最低。

③有些地区饮用水中含有较多的硝酸盐，当用这样的水煮粥或食物，并在不洁的锅内放置过夜后，则硝酸盐在细菌作用下还原为亚硝酸盐。

④食用蔬菜（特别是叶菜）过多时，大量硝酸盐进入肠道，若肠道消化功能欠佳，则肠道内的细菌可将硝酸盐还原为亚硝酸盐。

⑤腌肉制品加入过量硝酸盐和亚硝酸盐。

⑥误将亚硝酸盐当食盐加入食品。

⑦奶制品中含有枯草杆菌，可使硝酸盐还原为亚硝酸盐。

（3）亚硝酸盐中毒的表现

主要是在食用 0.5 ～ 3 小时出现症状；轻者皮肤黏膜青紫，尤以口唇、口周、甲床明显，多不伴相应的缺氧症状；重者青紫加重，并出现缺氧症状。

亚硝酸盐中毒的特点是突然出现与缺氧不成比例的青紫。

（4）如何预防亚硝酸盐中毒？

①严把"病从口入"关，做到"五不吃"：不吃腐烂变质的食物；不吃隔夜菜和变味的剩饭剩菜；不吃在冰箱放置过久的食品；不吃劣质熟食品（特别是外观鲜红的肉制品）；不吃腌制时间不足 20 天的腌菜。

②不饮用含有大量亚硝酸盐的 6 种水：在炉灶上烧了整夜的或放置了 1 ～ 2 天的不冷不热的温吞水；自动热水器中隔夜重煮的开水；经过反复煮沸的残留开水；盛在保温瓶中已非当天的水；蒸过馒头、饭、肉等食物的蒸锅水；有苦味的井水。

③购买熟肉制品注意观察肉制品的颜色是否正常，是否颜色过于鲜艳。

八、烧烫伤

1. 小儿烧烫伤有哪些特点？

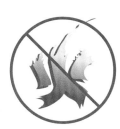

（1）小儿皮肤菲薄，即使未接触特别高温的物体也可能导致烧烫伤。

（2）小儿不具备自我保护能力，对伤害的反应不迅速，故伤害往往严重。

（3）小儿体表面积相对较大，烧烫伤后易发生水、电解质紊乱，甚至休克。

2. 小儿烧烫伤有哪些表现？

（1）皮肤：红斑、水疱或者表面蜡白、焦黄。

（2）局部皮肤感觉：疼痛敏感、剧痛或麻木。

（3）局部皮肤温度：稍微增高、增高或降低、发凉。

3. 小儿烧烫伤后有哪些现场急救措施？

（1）让小儿迅速离开现场，并脱去被燃烧的衣服，勿乱跑；就地打滚，用冷水冲，或跳入水中等办法灭火。

（2）如小儿被沸水、热汤等烫伤，最简单可靠的急救方法是把烫伤部位浸泡在冷水中，如不便浸泡时可用自来水冲洗，这种措施使用越快越有效。浸泡或浇淋冷水时至少需20分钟以上。注意不要弄破水疱，伤处可用湿布包扎，自己不要乱涂各种药物。初步处理后转送医院进一步治疗。

（3）小儿轻度烧伤时，可用流动的清水、盐水冲洗伤处以降温，然后抹上蛋清，蜂蜜，食油均可，以保护创面，防止起疱和感染。

（4）已起疱者，切勿穿破；已破者，暴露创面，保持干爽。

（5）大面积重度烧伤，用消毒纱布或干净的毛巾作包扎，用担架送往医院。

（6）强酸强碱烧伤时，用清水反复冲洗，然后保护创面。如是强酸烧伤，则可用小苏打水冲洗，然后用消毒纱布包扎。现场自救处理后，应立即带小儿去医院治疗。

4. 如何预防小儿烧烫伤？

（1）家中的热水、热汤放置在孩子的活动区域之外，端放走路时，及时做好对孩子的语言警示。

（2）教育儿童不玩火，不燃放鞭炮等。

（3）冬季使用热水袋取暖时，水温50℃左右，用毛巾包裹后再接触孩子的皮肤。

（4）家中的灶具、取暖设备，都应对孩子做好防护。

（5）日常生活，从点滴小事对孩子进行安全教育。

九、鼻出血

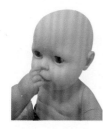

小儿鼻出血在春天和秋冬季节发病率较高。有的孩子偶尔出血几次，有的孩子反复多次出血，而且量很多，往往引起孩子的恐慌和家长的担心。小儿的鼻腔黏膜特别薄，只有成年人的1/10，而且孩子喜欢挖鼻，揉鼻子，所以较成人更容易出血。

1. 小儿鼻出血常见原因

（1）不良生活习惯：很多小儿习惯性地挖鼻孔。一般挖鼻的部位是在鼻中隔前下方，而这个部位的血管很多，许多微小血管在此交织成丛网状，犹如蜘蛛网，血管既表浅又很细，部位就在鼻腔口处，只要用手一挖，就能挖破血管。

（2）当小儿患病出现发热时，鼻黏膜的血管充血肿胀，轻微的外伤或用力挖鼻，会损伤鼻中隔的黏膜，导致鼻出血；春季、秋冬季气候干燥，鼻黏膜干燥结痂也容易因挖鼻孔而出现鼻出血。

（3）炎症：很多情况下小儿鼻出血的原因，是由于鼻部有炎症而没有给予及时有效的治疗，造成黏膜水肿、充血。如鼻炎、鼻窦炎、鼻息肉等鼻部疾病。

（4）外伤：意外发生的外伤，造成鼻腔受到撞击，都会产生鼻出血现象。

（5）血液性疾病：部分儿童会出现异常鼻出血现象，对于这种异常鼻出血现象，可能是由于血液性疾病导致而造成的，如白血病等，因此，在生活中建议家长做到及时有效的发现和治疗，避免危害的发生。

（6）其他疾病：全身系统疾病，如尿毒症、高血压、化学药品中毒及内分泌失调等少见原因；鼻部疾病如鼻异物、鼻肿瘤等。

2. 小儿鼻出血有哪些紧急处理措施？

（1）如果出血量不多，用拇指和食指紧紧压住患儿两侧的鼻翼，压向鼻中隔部，一般压迫 5 ~ 10 分钟，出血即可止住；此时父母要注意耐心安慰宝宝不要哭闹，并张大嘴呼吸，头不要过分后仰，以免血液流入喉咙中，引起不适。

（2）可用游泳者的鼻夹行止血，也是鼻出血临时有效的处理方法。

（3）如果出血量较多，用湿冷毛巾按压两侧鼻翼至鼻根处，叮嘱患儿张口呼吸，并尽快前往医院进一步诊治。

3. 如何预防小儿鼻出血？

（1）如果觉得鼻子痒，可以在鼻内滴入一些薄荷油、橄榄油或天然蜂蜜，这些温和物质不仅能起到止痒的作用，还可以温润鼻腔，保证鼻部湿润，预防鼻出血的发生。必要时就诊鼻科，除外过敏性鼻炎等疾病。

（2）多吃温润保湿的食物，像雪梨、香蕉、苹果、西瓜、柚子等。

（3）多喝水，可饮用胖大海半夏茶、陈皮茶、蜂蜜柚子茶、甘蔗汁等。

（4）定期清洗鼻腔。鼻腔的清洁对预防鼻出血很重要，不可用冷水清洗，应该用烧沸的水降温后放入少许盐，再用干净药棉蘸上清洗鼻腔，两天一次，会有很好的效果。

十、溺水

根据溺水的液体性质分为淡水、海水及污水溺水。大多为淡水溺水。

1. 小儿溺水常见原因

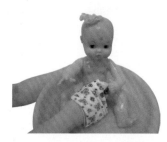

（1）好发季节为夏季，儿童因不熟悉水性或不慎跌入水中溺水；有时一些年长儿因游泳时头颈部受伤、潜水中发生减压病（人体因周围环境压力急速降低时造成的疾病）、低温性痉挛、心律失常、水中受虐待及惊厥等而发生溺水。

（2）可发生在家中，年幼儿因照看不慎跌入浴池内、玩耍时因好奇将头探入水缸不能自救、年长儿因洗浴中癫痫发作或因虐待导致溺水。

（3）患有癫痫的儿童，即使使用抗癫痫药物也不能完全达到保护作用，在水温过低或体能耗竭时容易诱发癫痫急性发作，所以癫痫患儿游泳时的溺水发生率高于正常儿童。

2. 小儿溺水有哪些危害？

（1）溺水后，由于缺氧，小儿很快意识丧失，如未及时救助，随即可出现心跳停止。

(2) 低温对溺水者的危害也很大，是导致死亡的重要原因之一，当中枢温度低于 32°C 时，可导致心律失常、低血压甚至心跳停止。

(3) 溺水原发损害的部位为肺脏，肺气体交换障碍所致的低氧血症是继发性损害的主要原因。海水溺水导致高钠血症；淡水溺水时主要引起间质性肺水肿、血管内低渗性溶血和低钠血症。

3. 小儿溺水有哪些表现？

溺水 1 ~ 2 分钟，小儿可出现神志模糊、呼吸不规则、血压下降、心跳缓慢，可有呛咳、呕吐，或因反射性喉痉挛而窒息死亡，也可因呕吐物吸入呼吸道而引起窒息。溺水 3 ~ 4 分钟以上者，常出现昏迷、惊厥、颜面青紫、水肿、血性液体经口鼻涌出、四肢冰冷、血压下降、肺部啰音、心律失常或呼吸心跳停止。

4. 小儿溺水后有哪些现场急救措施？

(1) 以最快速度清除呼吸道内的污泥、水及呕吐物，并将其舌头拉出，以免堵塞呼吸道，保持呼吸道通畅。

(2) 检查意识和心跳情况。如已无心跳，立即施行心肺复苏；如有心跳，解开衣物，双手抱住患儿腹部，使其腰背部向上，头脚下垂，使水自呼吸道自然流出，并不断抖动患儿两手臂促积水流出。如无效，考虑异物梗阻，可采用 Heimlich（哈姆立克）法按压腹部（见气道异物章节）。

(3) 怀疑颈部损伤者，注意颈部制动。

(4) 低体温者，擦干皮肤，干衣保暖。

(5) 医务人员赶到抢救现场后，及时评估，根据病情，给予吸氧、药物复苏、抗休克等治疗。

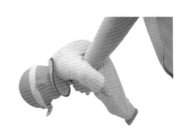

5. 如何预防小儿溺水?

(1) 选购合身的游泳衣,女孩子将头发整理在游泳帽内。

(2) 选择正规、有救护人员的场所游泳。

(3) 游泳前做好充足的准备活动;水温低时,逐渐适应水温。

(4) 家中的水缸、鱼缸应加盖或加护栏保护。

十一、中暑

中暑是指在高温环境下人体体温调节中枢功能紊乱和汗腺功能

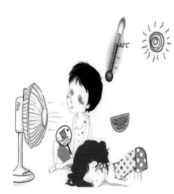

衰竭所致的一种急症。高热、无汗及昏迷是中暑的特征性症状。

1. 小儿中暑原因

除高气温外,小儿中暑还与相对湿度、日照、劳动强度、高温环境暴露时间、体质强弱、营养状况、水电解质摄入情况有关。

2. 小儿中暑有哪些主要表现?

(1) 先兆中暑:头痛、头晕、口渴、多汗、四肢无力、注意力不集中、动作不协调等。

(2) 轻症中暑:发热、大量出汗、面色潮红或者苍白、或可出现四肢湿冷、血压下降、脉搏增快、呼吸快且浅表等表现。

(3) 重度中暑:汗闭是特征性表现,主要为中暑高热、中暑衰竭、中暑痉挛和热射病。

3. 小儿中暑后有哪些现场急救措施?

(1) 立即将小儿移至通风、阴凉、干燥的地方,如树荫下或空调房间里。

(2) 松开或脱去小儿的衣物,用电风扇向患儿吹风。

（3）尽快给予降温，使小儿体温降至 38℃以下。可用冷湿毛巾敷头部、腋下等大血管部位，也可用温水或 30% 酒精擦拭全身，或温水泡浴 15 ～ 20 分钟。

（4）先兆、轻度中暑者，经过上述处理后，可逐渐恢复。给予饮用淡盐水、绿豆汤、西瓜汁等，也可服用藿香正气水解暑。

（5）重症中暑者，应立即送往医院救治。

4. 如何预防小儿中暑?

（1）不要让儿童在夏天中午时的太阳下长时间玩耍或剧烈运动，也不要在湿热的环境下剧烈运动，应选择气温合适、空气流通好的环境做运动，并注意补充水分。

（2）加强儿童的睡眠护理，不要过度保暖，而使孩子处于一个人工高温环境。

（3）特别注意，汽车如果在阳光下停留超过 60 分钟，车内温度可高达 40℃以上，家长不要将儿童单独留在阳光下暴晒的汽车内。

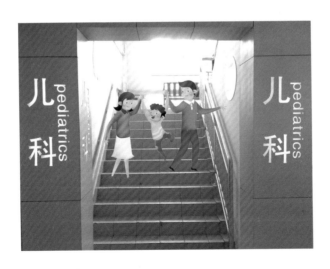

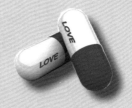

Ⅲ. 治疗用药篇

　　小儿不是成人的缩影，不是所有成人药物均适合于小儿，不同年龄小儿所用药物剂量也不尽相同。因此，不应随意给小儿使用药物，也不应用随意的药物剂量给小儿服用。

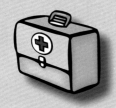

一、退热药合理应用

1. 小儿常用退热药种类

（1）小儿退热药剂型

儿童使用退热药需根据年龄、病情和健康情况选用恰当的品种、剂型和剂量。儿童退热药有滴剂、混悬剂、颗粒剂及肛门用栓剂，可遵照医嘱与药物使用说明书使用。

（2）小儿常用退热药种类

①对乙酰氨基酚

该药主要是抑制前列腺素的合成而产生调节体温和镇痛的作用，很少引起胃肠道不良反应，但可有皮疹、药物热和黏膜损伤，偶可引起肝肾损害。此药作用起始慢，但较持久，世界卫生组织（WHO）推荐2个月以上小儿与儿童高热时可首选该药，尤其适用于伴有哮喘、流感或水痘发热的患儿，剂量为每次10～15mg/kg，每天不超过4次，自行用于退热一般不超过3天。

目前儿童常用的含有对乙酰氨基酚成分的退热药主要有：泰诺林、百服宁。

②布洛芬

为非类固醇类消炎药，退热作用快而平稳，退热持续时间可达8小时，该药虽为阿司匹林类似药物，但胃肠道刺激等不良反应明显低于阿司匹林，易耐受，因此，是安全可靠的解热镇痛药物。儿童用药剂量一般为每次5～10mg/kg，需再次用药时应间隔6～8小时。

目前儿童常用含有布洛芬成分的退热药物主要有：口服的美林及小儿用布洛芬栓剂。

③阿司匹林

是一种使用历史很长的解热镇痛药物，除退热外，还有消炎镇痛等作用，但该药有胃肠道刺激症状、出血、水杨酸反应、皮疹或哮喘等不良反应，并且有报道在部分小儿使用阿司匹林后可引起"瑞氏综合征"的现象，因此，因该药不良反应较大，故建议不应常规使用，在儿童目前仅限用于风湿病、川崎病等。

④安乃近

该药可引起粒细胞缺乏、肾损伤和过敏反应等较为严重的不良反应。药典仍然收载该药，但说明书建议急性高热且病情急重、又无其他有效退热药可用的情况下，用于紧急退热。

2. 小儿如何合理使用退热药?

发热是病毒、细菌感染或其他疾病引起的小儿常见症状。发热小儿何时用退热药，一般可根据以下情况而定；同时，儿童使用退热药应根据年龄、病情和健康状况选用适合的品种、剂型与剂量。

(1) 如果小儿体温达到 38℃（腋温），但精神尚好，无不适感觉，则暂不需使用退热药。

(2) 当小儿体温超过 38℃（腋温），精神萎靡不振，烦躁和呈现痛苦表情时，应予使用退热药治疗。

(3) 部分小儿体温达 38℃（腋温）以上时容易出现惊厥，此时应及早给予退热治疗，尤其是有过高热惊厥病史的小儿。

(4) 世界卫生组织建议 2 个月以内的婴儿禁止使用任何退热药；3 个月以内的婴儿也应慎用退热药，宜多用物理降温的方法退热。

(5) 药物退热效果不好或用药退热后不到 2 小时体温又超过 38℃（腋温）时，也应采用物理降温的方法退热。

(6) 切忌几种退热药在短时间内同时使用，因为药效重叠，导致退热太猛，使得体温迅速降至 36℃以下而引起新的问题，同时还可增加药物的不良反应。

3. 小儿使用退热药时的注意事项

（1）注意病因治疗

发热是一个症状，引起发热的原因很多，退热药物只能改善症状，无抗菌、抗病毒作用，因此，在使用退热药物之前应找出病因，以免影响诊断，耽误治疗。

（2）按规定时间用药

退热药应至少间隔 4 ~ 6 小时用药 1 次，尽可能饭后服用，不宜空腹用药，以减少对胃肠道的刺激；自行服用退热药 3 天症状无改善即应去医院就诊；一般总疗程不宜超过 1 周；热退后即停服退热药，无须巩固治疗。

（3）按规定剂量使用

退热药不能随意加大剂量、缩短给药时间，更不要联合使用。

（4）及时补充水分

用药期间应注意及时补充水分，特别是在使用退热药开始发汗以后。最简单的方法就是喝白开水、淡盐水（特别是出大汗时）或果菜汁，不能进食者可以输液，补充生理盐水等，在利于排汗的同时，防止出汗过多引起的虚脱。

（5）注意物理降温

发热患儿在使用退热药物时，应配合使用物理降温的方法，以增加退热的效果，同时可减少退热药物的使用，减少药物的不良反应。

（6）注意药物不良反应

反复使用退热药者，要经常复查血常规，注意有无血粒细胞减少现象。

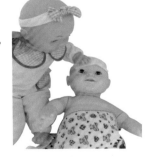

4. 糖皮质激素能否作为退热药使用？

有些医生习惯使用"地塞米松"退热，这是一种不正确的用药方法。

糖皮质激素除用于自身免疫性疾病外，主要用于休克、严重感染抗炎症反应的应急治疗。糖皮质激素用于儿童退热容易掩盖病情，造成误诊；该类药物无抗菌、抗病毒作用，却有显著的免疫抑制作用，使用不当反而可促进细菌或病毒感染扩散而加重病情；糖皮质激素还有加重对乙酰氨基酚等退热药物不良反应的作用。因此，使用"地塞米松"等皮质激素药物退热可能造成小病变大病的不良后果，不可轻易使用。

二、止咳化痰药合理应用

1. 小儿常用止咳化痰药种类

此类药根据作用的不同可分为止咳药、止咳化痰药、止咳平喘药。

（1）止咳药

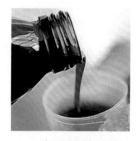

止咳药根据其作用机制又可分为中枢镇咳药和外周镇咳药。

①中枢镇咳药：是指通过抑制延髓的咳嗽中枢起到迅速止咳的作用，中枢镇咳药又可分为麻醉性和非麻醉性两类，咳嗽伴有痰时不适合应用此类药物。

麻醉性镇咳药含有磷酸可待因和盐酸麻黄碱成分，作用于中枢神经系统，如小儿联邦止咳露等。该类药对于剧烈干咳效果明显，也可用于其他止咳药物无效后的治疗，但该药长期使用有成瘾性。福尔可定与磷酸可待因具有相似的中枢性止咳作用，但成瘾性较磷酸可待因弱。

非麻醉性中枢镇咳药主要含有枸橼酸喷托维林（咳必清）、右美沙芬成分，如常用的惠菲宁就是一类非成瘾性的中枢镇咳药。

②外周镇咳药：是抑制咳嗽中枢外的反射环节，对呼吸道黏膜有温和止痛和轻度麻醉效果，能够改变呼吸道分泌物的量和黏稠度，

主要是针对轻度的刺激性干咳，如甘草类药物。

（2）止咳化痰药

咳嗽往往伴随咳痰，因此，一些祛痰和溶解黏液的药物也被用作为咳嗽的治疗。祛痰药如：氯化铵、复方甘草合剂等；溶解黏液的化痰药如：盐酸氨溴索、乙酰半胱胺酸等，中药类化痰药如鲜竹沥等；痰液稀释溶解后，黏度降低便于咳出。

（3）止咳平喘药

咳嗽、咳痰和喘息常同时存在，可互为因果，在治疗时化痰药和止咳平喘药往往配伍应用，达到既止咳、又平喘的作用，如易坦静为盐酸氨溴索和盐酸克伦特罗（β_2受体激动剂）复方制剂；有些中药类止咳药中的半夏、桔梗、川贝母、苦杏仁等同时具有镇咳平喘作用，因此，一些中药的复方制剂常兼具祛痰、止咳和平喘的作用，性质温和，如急支糖浆、肺力咳合剂、川贝枇杷露等。

（4）中药类止咳化痰药

中药类儿童止咳化痰药的最大特点是，除具有止咳、化痰、平喘作用外，还能针对同时伴有的其他症状起作用，药效更全面，应根据不同症状辨证施治，正确选用。

①风寒导致的咳嗽：常见伴随症状是怕冷、流鼻涕、打喷嚏、有白痰、舌苔白、大便稀软，可以选用蛇胆陈皮口服液和小青龙合剂，前者除了化痰外，还能健脾胃、降逆，有预防小儿呕吐、反胃的作用。

②风热导致的咳嗽：常伴有发热、咽喉疼痛、大便干、舌苔厚、有黄痰，可以选用肺力咳合剂、小儿肺热咳喘口服液、宣肺止嗽合剂、急支糖浆，有抗病毒、清热、宣肺、化痰的作用。

③积食引起的咳嗽：小儿咳嗽还有一种常见原因是食积，小儿伤食后影响脾胃运化能力容易生痰，从而引起咳嗽，常伴有口臭、肚子胀，可选用小儿消积止咳口服液，具有通便、化痰的作用。

2. 小儿如何合理使用止咳化痰药？

咳嗽是一种正常的生理防御反射，是人体自行清除呼吸道黏液的方法。小儿由于咳嗽反射较差，痰液不易排出，此时过多使用止咳药，虽然咳嗽暂时是减轻了，但痰液不能顺利排出而蓄积在气管和支气管内，造成气管堵塞，反而会加重病情；有些小儿咳嗽是由于气喘引起的，此时有气管与支气管的收缩，只有在扩张气管减轻气喘后咳嗽方能缓解。因此，对咳嗽患儿应注意遵循止咳化痰药选用的原则，正确地选用止咳化痰药。

（1）在一般情况下，轻度偶发的咳嗽，随着痰液或异物排出症状会自然缓解，不必服用止咳药。当患儿咳嗽剧烈且频繁时，不仅增加患儿的痛苦，且会影响休息和睡眠，或有助于病情的发展，这时应给患儿适当使用止咳药，以缓解咳嗽症状。

（2）在选用止咳化痰药时，首先明确用药目的，有针对性地用药。例如，咳嗽无痰时，以止咳为主，可仅选用止咳类药物；咳嗽有痰时，应选用止咳祛痰药，以祛痰为主而达到止咳的目的；咳嗽伴喘者，可选用一些带有平喘功能的止咳药，以协同西药类的平喘药，达到止咳平喘的作用。

（3）除考虑呼吸道病情选用药物外，同时要考虑患儿伴随症状选药。如有无发热、腹泻、消化不良等情况，尤其是中药类止咳祛痰药，以免加重患儿的病情，且达不到理想的治疗作用。

（4）还需考虑患儿年龄、生理特点选药，尽可能选用适合小儿口味、小儿专用的止咳化痰药。

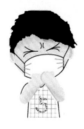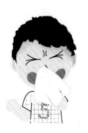

3. 小儿使用止咳化痰药的注意事项

（1）小儿咳嗽一般适合选用兼有祛痰、化痰作用的止咳药，因单用止咳药会引起排痰功能差的小婴儿痰液不易排出而蓄积在气管和支气管内，影响呼吸功能。

（2）小儿服用止咳药时要严格按照药物说明书推荐剂量使用，不要随意加大用量。

（3）在用止咳药的同时还应该治疗引起咳嗽的病因，如因呼吸道感染引起的应使用抗生素；如系哮喘引起的应同时进行哮喘的规范治疗，才能得到良好的临床效果。

4. 成人止咳药可用于儿童吗?

有些成人止咳药含有中枢镇咳成分，主要是指可待因、吗啡等，常用的复方甘草片均含阿片成分，它们通过抑制中枢神经达到止咳的作用，在抑制和咳嗽有关的神经通路的同时，还可能对其他神经功能有轻度的抑制作用，且上述药物有成瘾性，儿童服用有一定的危险性；儿童止咳药里通常只含右美沙芬，它属于非依赖性中枢镇咳药，治疗剂量对呼吸中枢没有抑制作用，没有成瘾性，是比较安全的儿童用药。

三、止泻药合理应用

1. 小儿常用止泻药种类

（1）抗生素类

适用于细菌性肠炎。病毒性腹泻或饮食不当引起者不可用抗生素，会引起肠道菌群失调，致二重感染。儿童常用的药物有阿莫西林、头孢类等，盐酸小檗碱（黄连素）也属于抗感染类腹泻药，

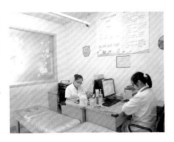

有微弱的抑菌作用，但对痢疾杆菌、大肠杆菌引起的肠道感染有较好的疗效。

（2）肠黏膜保护剂

也称吸附剂，可通过表面的吸附作用而吸附肠道气体、细菌、病毒、外毒素，阻止其被吸收或损害肠黏膜。药物有药用碳（活性碳）、蒙脱石等。其中代表药物思密达，主要成分是双八面体蒙脱石微粒，服用后对病毒、细菌及其毒素等攻击因子有强大的吸附作用，并连同大便一起排出，而且在胃肠道黏膜表面形成保护层，保护胃肠黏膜不受致病因子的损伤。

（3）微生态制剂

主要包括乳酸菌素、双歧杆菌三联活菌制剂等，多需要在冰箱中冷藏保存，使用后疗效尚有争论。

（4）中药类

有些中成药具有调整胃肠功能的作用，如小儿肠胃康、醒脾养儿颗粒、苍苓止泻口服液等。

（5）鞣酸蛋白

该药品口服后在肠内经胰蛋白酶分解，缓慢释放出鞣酸，使肠黏膜表层内的蛋白质沉淀，形成一层保护膜而减轻刺激，降低炎症渗透物和减少肠蠕动，起收敛止泻作用。

2. 小儿如何合理使用止泻药?

腹泻是由多种不同病因所致，在应用止泻药治疗的同时，对因治疗不可忽视。

（1）感染性腹泻：各种微生物感染可引起急性腹泻，应首先选用适宜的抗生素，或口服吸附剂（如活性碳、蒙脱石），前者可减轻炎症，后者可吸附肠道内气体、细菌和毒素，阻止其吸收，可同时应用，并注意补充电解质溶液，维持水盐代谢平衡。

（2）肠道菌群失调引起的腹泻，可补充正常的菌群或微生态制剂。

（3）由于天气（寒冷）和各种刺激所致肠功能紊乱的腹泻，应注意腹部的保暖，控制饮食（少食生冷、油腻、辛辣刺激性食物）、口服益生菌类或调整胃肠功能的中成药。

（4）合理使用中成药类药物：儿童腹泻如果采用中医治疗一定要根据腹泻的不同类型选择不同的中成药，即辨证施治，否则使用不当会加重腹泻。

①湿热腹泻：症状表现为腹痛、里急后重、大便脓血，大多伴有发热呕吐，与西医的急性痢疾相似；治疗上宜选用清热化湿、行气止痢的中成药，如香连丸、枳实导滞丸。

②寒湿腹泻：大便清稀如水样、腹痛伴肠鸣、畏寒乏力、日久不愈，与西医的慢性痢疾及肠炎相似，治疗上主要采用解表化湿、理气和中的中成药，如藿香正气软丸（水／胶囊）。

③食积腹泻：这类腹泻多发生在夏秋两季，多因饮食不节、暴饮暴食、过食生冷油腻、外感暑湿所致；主要表现为脘腹痞满、大便秘结或痢疾样里急后重，似西医急性肠炎，急性痢疾初起的表现；治疗上宜用行气导滞、攻积泄热的中成药，如保和丸、王氏保赤丸。

④脾虚泄泻：临床表现为食后脘腹饱胀、腹泻、泻下不消化物、消瘦、乏力；此病症可用理中益气、健脾和胃止泻类中成药,如健脾丸、醒脾养儿颗粒、六君子丸。

3. 小儿使用止泻药时的注意事项

（1）临床上常用的止泻药有抗菌药、吸附剂和微生态制剂3类，如果需要两种或者两种以上联合使用时，应注意使用的方法。

①当需要抗菌药与微生态制剂合用时，应该先服用抗菌药再辅助给予微生态制剂，以帮助恢复菌群的平衡，而且两种药物使用至少要间隔2小时。

②当吸附类止泻剂与微生态制剂合用时，需要先服用吸附类止泻药物，将胃肠道内的有害细菌吸附后，再服用微生态类制剂，才能发挥作用，两种药物使用间隔 1 小时。

③当 3 类药物一起应用时，抗菌药物需要最先服用，以达到杀灭病原菌的作用；微生态类药物需要最后服用，才能发挥其疗效；吸附剂类药物需要在这两种药物之间服用，而且与每种药物使用均需要间隔 1 小时。

（2）药用碳（活性碳）可影响儿童的营养吸收，禁用于 3 岁以下慢性腹泻或伴腹胀的小儿；另外也不宜与维生素、抗生素类、生物碱、微生态制剂及各种消化酶同时服用，主要是活性碳能吸附上述药物，影响疗效。

（3）选用中成药类止泻药，需辨证施治，不应随意使用，否则适得其反。

（4）应注意服药的方法，如不同的药物有着不同的服药时间等。因此，服药前应注意阅读药物的说明书，否则，起不到良好的药物疗效。

4. 小儿使用止泻药有哪些常见的错误？

（1）过早使用止泻药

有些家长在小儿发生腹泻后，就使用吸附类止泻剂止泻，这种做法不科学。因为初期的腹泻能将体内的致病菌与它们所产生的毒

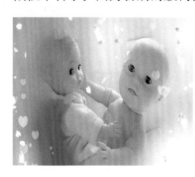

素排出体外，减少对人体的毒害作用。此时如果使用吸附类止泻剂，使有毒有害的物质不能排出，增加对人体的毒害作用。如果腹泻频繁，持续时间长且出现脱水症状者，在全身应用抗菌素和纠正脱水的前提下，可酌情使用吸附类止泻剂。

（2）过多使用抗生素

许多家长在小儿出现腹泻时，不管病因，而使用抗生素，这种做法是不对的。腹泻有感染性和非感染性两类，非感染性腹泻可由饮食不当、食物过敏（对鱼虾、酒过敏等）、生活规律改变、外界气候突变等原因引起，此时应用抗生素治疗是无效的，而应采用饮食疗法配合服用一些助消化药物等。

（3）随意使用止痛药

部分患儿在腹泻时由于肠蠕动增加出现腹痛的表现，家长常给患儿使用止痛药，这种做法非常不妥。因为，止痛剂可能会掩盖病情。对于轻度腹痛者可用热水袋热敷腹部来缓解腹痛；重度腹痛者可在医生的指导下使用止痛剂。

（4）过于频繁换药

一些治病心切的家长，在用药 1～2 天后不见好转，便急于更换其他药物。其实，任何药物发挥作用都需要有一个时间过程，如果不按规定的疗程用药，当然达不到效果；另外，频繁更换抗生素，易使机体产生耐药性。因此，应按规定的疗程用药，不要随意频繁换药。

（5）过早停止用药

少数腹泻患儿家长常依症状服药，即腹泻重时多服药，腹泻轻时少服药，稍有好转就停药。很容易造成治疗不彻底而复发，有的转为慢性腹泻，这都会给治疗带来很多困难。科学的方法是在症状全部消失后，继续用药 2～3 天，方可停药。

四、感冒药合理应用

1. 小儿常用感冒药种类

（1）含抗过敏成分

可使上呼吸道的分泌物干燥和变稠，减少打喷嚏和流涕，同时具有轻微的镇静作用，常含有氯苯那敏（扑尔敏）和苯海拉明等，常用药物有：惠菲宁、美可等。

（2）含减充血成分

可减轻鼻窦、鼻腔黏膜血管充血，解除鼻塞症状，常含有苯丙醇胺、伪麻黄碱；常用药物有：艾畅、惠菲宁等。

（3）含镇咳成分

如右美沙芬为镇咳药，通过抑制延髓咳嗽中枢而产生镇咳作用，常用药物有：艾畅、惠菲宁等。

（4）含祛痰成分

如愈创木酚甘油醚为恶心祛痰剂，通过刺激胃黏膜，引起轻微的恶心而反射性地使呼吸道腺体分泌增加，痰液稀释而易于咳出，常用药物有：艾舒、美可等。

（5）含解热镇痛抗炎成分

含有对乙酰氨基酚、布洛芬类的药物，可退热和缓解头痛、关节痛等症状，常用药物有：百服宁或泰诺儿童感冒糖浆、复方锌布颗粒、氨酚黄那敏等，该类药同时还含有抗过敏等其他成分。

2. 小儿如何合理使用感冒药？

小儿感冒时经常会伴有不同的症状，故应根据不同患儿的表现选用不同的感冒药，以达到最佳的临床疗效，最小的药物不良反应；且感冒药物中的成分多少不一，含 1 种、2 种、3 种、4 种药的都有，一定要根据小儿出现的症状具体选药。

（1）伴有发热、头痛时：选用含对乙酰氨基酚、布洛芬等解热镇痛药成份的感冒药，可退热和缓解头痛、肌肉酸痛。

（2）伴有鼻塞时：选用含伪麻黄碱成分的感冒药，可减轻鼻窦、鼻腔黏膜血管充血，解除鼻塞症状。

（3）伴有打喷嚏流涕时：选用含氯苯那敏（扑尔敏）和苯海拉明成分的感冒药，以缓解感冒带来的打喷嚏流涕症状。

（4）伴有咳嗽咳痰时：选用含右美沙芬成分的感冒药，可缓解感冒时的无痰咳嗽；而咳嗽有痰时则选用含有祛痰作用成分的药物。

3. 小儿使用感冒药时的注意事项

（1）欧美等国不推荐 2 岁以下儿童感冒用药，有几点原因：

①感冒药在 2 岁以下儿童进行的研究很少，通常根据成人剂量推算儿童剂量，故无法保证用药安全。

②儿童感冒 90% 左右由病毒感染引起，一般病程 5 ～ 7 天，感冒药不会缩短病程，且目前尚无专门针对普通感冒的特异性抗病毒药物，所以，国外医生治疗小儿普通感冒的处方就是多喝热水、多休息、少用药或不用药。但感冒引起的流鼻涕、咳嗽等症状通常会影响患者的生活质量。因此，对于 2 岁以上的儿童及成人，可以适当选择感冒药减轻症状，缓解不适感觉。

③儿童感冒药常常是多种有效成分组合在一起的复方制剂，一旦过敏会加重病情。

（2）国外循证医学研究表明，抗病毒成分"金刚烷胺"对感冒病毒基本无效，感冒病毒对它耐药严重。因此，国外不再把这个成分添加到复方感冒药中。2012 年，我国也进行了相应的修改，1 岁以下婴儿禁用，5 岁以下儿童不推荐使用。因此，家长在给小儿选用感冒药物时，应注意药物的成份，并注意药物适用的年龄，避免因用药不当给小儿带来的不良反应。

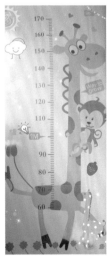

（3）感冒药大多是对症治疗，它们的功效是缓解感冒症状，而非治愈感冒。

（4）治疗感冒要坚持以下原则，即：尽量吃一种药，能吃一种药不吃两种药；含有同类成分的不同感冒药不要同时服用，否则有导致药物过量中毒的可能。

4. 小儿使用感冒药有哪些常见错误？

（1）过量重复用药

有些家长为了小儿感冒好得快，常几种感冒药一起吃。其实不同厂家生产的感冒药中可能会含有相同的成分，如果同时服用，会造成剂量的增加，不利于健康；即使是用一种感冒药，擅自增加剂量，也会导致不良反应增加。

（2）滥用抗生素

很多家长认为小儿感冒了就是身体有了炎症，必须服用抗菌素。儿童感冒 90% 左右由病毒感染引起，过早、过多的应用抗菌素只会加重病情与延长病程，还会导致抗生素的耐药。

（3）多用复方制剂

在选择感冒药时，很多人认为针对多种症状的复方感冒药效果更佳。虽然复方制剂的功能具有多面性，但也是有侧重，很多复方制剂的感冒药在成分比例上也有所区别。因此，要选择对症的药而非成分越多越好。

（4）相信中药制剂

很多人认为中药的不良反应小，因此小儿感冒后家长只愿给孩子用中药类药物。随着中药的滥用或误用，中药的不良反应报道日益增多，尤其是静脉使用的中药制剂；还有要注意的是，在感冒症状较为严重的情况下，不能单独使用中药治疗，以免延误病情。

五、抗菌药物合理使用

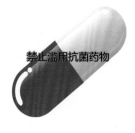

禁止滥用抗菌药物

抗菌药物是临床上应用范围广、种类多的一大类药物。合理使用抗菌药物对病情的转归、小儿的健康成长至关重要。当前抗菌药物滥用情况非常严重，引起很多不良反应，细菌耐药性也大大增加。

1. 小儿使用抗菌药物种类

（1）小儿常用的抗菌药物

①青霉素类

包括主要作用于革兰阳性细菌的青霉素、苯氧甲基青霉素等；耐青霉素酶青霉素，如甲氧西林、苯唑西林、氯唑西林等；广谱青霉素，对部分肠杆菌有抗菌活性，如氨苄西林、阿莫西林；对多数革兰阴性杆菌包括铜绿假胞菌有，抗菌活性，如哌拉西林、美洛西林等。

②头孢菌素类

根据抗菌谱、抗菌活性，对 β 内酰胺酶的稳定性以及肾毒性的不同，目前分为四代。

第一代：主要作用于需氧革兰阳性球菌，对革兰阴性菌作用最弱，肾毒性最大。如头孢氨苄、头孢羟氨苄、头孢拉定等。

第二代：对革兰阳性球菌作用与第一代相仿或略差，但对部分革兰阴性菌有效，肾毒性较第一代有减弱。常用的有头孢克洛，头孢呋辛酯、头孢丙烯等。

第三代：对肠杆菌科细菌等革兰阴性杆菌有强大的抗菌作用，对革兰阳性菌作用最弱，部分对厌氧菌及铜绿假单孢菌有效，基本无肾损害的作用。静脉用主要有头孢他啶、头孢噻肟、头孢曲松、口服主要有头孢克肟等，头孢哌酮对铜绿假单胞菌有高度抗菌活性。

第四代：常用药为头孢吡肟，对肠杆菌科细菌作用与第三代相仿，最大特点就是对各种 β-内酰胺酶稳定性更强，并对大多数革兰阳性菌有效，包括产酶的金葡菌。

③大环内酯类

目前沿用的大环内酯类有红霉素、麦迪霉素、螺旋霉素、乙酰螺旋霉素等，新品种有：阿奇霉素、克拉霉素、罗红霉素等；对流感嗜血杆菌、肺炎支原体、衣原体等有作用，克拉霉素对幽门螺旋杆菌抗菌作用强，口服利用度高。

④林可霉素和克林霉素

克林霉素的体外抗菌活性优于林可霉素。林可霉素适用于敏感的肺炎链球菌，其他链球菌（肠球菌除外）及甲氧西林敏感的金葡菌所致的感染。克林霉素还可用于厌氧菌感染，常与其他抗菌药物联合用于腹腔、盆腔感染。

（2）小儿不常使用的抗菌药物

①碳青霉烯类：只用于多重耐药但对本类抗生素敏感的严重感染。

② β-内酰胺类／β-内酰胺酶抑制剂：可用于因产β-内酰胺酶而对 β-内酰胺类耐药的感染，但不推荐用于新生儿、早产儿；哌拉西林／三唑巴坦也不推荐用于儿童。

③头霉素类：对一些革兰阴性杆菌、甲氧西林敏感的葡萄球菌、链球菌等革兰阳性菌均具有良好的抗菌作用，对各种厌氧菌均具有良好的抗菌活性，这是与头孢菌素类不同之处。

④磺胺类：因此类药物能引起早产儿和新生儿黄疸、粒细胞减少等，早产儿和新生儿应慎用。

（3）小儿不宜使用的抗菌药物

①氨基糖苷类：有庆大霉素、阿米卡星、妥布霉素等。任何一种氨基糖苷类均有耳毒性、神经肌肉阻滞作用及肾毒性，故慎用于门诊单纯上、下呼吸道、泌尿道感染的患者；新生儿与婴幼儿尽量避免使用；本类药物不宜与其他有肾毒与耳毒药物、神经肌肉阻滞剂、

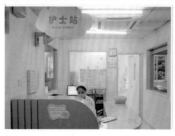

强利尿剂同用，与注射用第一代头孢菌素同用可加重肾毒性。

②喹诺酮类：有诺氟沙星、依诺沙星、氧氟沙星、环丙沙星、加替沙星等。此类药物有可能使儿童骨骺软

骨细胞提前骨化，不仅影响儿童长高，还易引起负重骨关节组织的损伤，故18岁以下的儿童应避免使用。

③四环素类：能与新生长牙齿中的钙结合形成黄色结合物沉着，俗称"四环素牙"。此类药物还能与骨中的钙结合抑制婴儿的骨骼生长，故8岁以下儿童禁用。

④氯霉素类：因为此药易引起早产儿和新生儿循环系统衰竭，称为"灰婴综合征"，早产儿和新生儿应禁用，儿童慎用；此药还可抑制骨髓造血，导致儿童发生不可逆性再生障碍性贫血。

2. 小儿如何合理使用抗菌药物？

(1) 尽可能弄清病因：小儿疾病分为感染性疾病和非感染性疾病，而感染性疾病又分为细菌感染、病毒感染和支原体感染等。应根据小儿病史和临床表现，结合相关的检查确定是否需要使用抗生素。对于非感染性疾病尽量避免使用抗生素或者慎重选用抗生素。

(2) 正确选择抗生素：尽早查明感染病原，根据病原种类及细菌药物敏感试验结果选用抗菌药物。

(3) 保证正确的用药途径、剂量和间隔时间：为保证抗生素对患儿产生药效而对身体不造成损害，应根据抗生素的特点，结合患者病情、年龄和身体情况精确计算用量；根据病情严重情况决定给药途径，原则上能口服不肌注，能肌注不静滴；根据药物的疗效和半衰期决定用药间隔时间。一般在用药72小时之后根据临床现象决定抗生素的更换。使用疗程一般待症状体征及实验室检查明显好转或恢复正常后再用药2~3天，特殊感染需按特定疗程使用。

(4) 严格掌握预防性使用抗菌药物的指征。儿童在以下情况下可考虑预防给药，如风湿病、流行性脑膜炎密切接触者等。

3. 小儿使用抗菌药物时的注意事项

(1) 小儿选择抗生素时要全面考虑患儿的感染情况、生理状态、病理状态，合理选用药物的品种、使用剂量、用药时间以及给药途径，有效控制感染，减少药物不良反应，防止体内菌群失调，减少耐药性的产生。

（2）青霉素类无论何种途径给药，用前必须询问有无青霉素过敏史及其他过敏史，必须先做皮试后再用药。

（3）头孢菌素类禁用于对任何一种头孢类有过敏史及有青霉素过敏性休克史的患者；第一代与部分第二代头孢菌素类因肾毒性较大，可引起小儿血尿、肾组织坏死，儿童不可大剂量使用。

（4）严格掌握联合用药的指征，并选对联合用药的药物。

4. 小儿使用抗菌药物有哪些常见错误？

（1）无论感染性还是非感染性疾病，只要有病就用抗生素。儿科门诊中以呼吸道感染最常见，多数为病毒性感染，早期病毒性感染（一般3天之内）无抗生素使用指征，临床中存在普遍滥用的现象。

（2）无论什么感染，都用广谱抗生素。

（3）无论病情轻重，大都使用静脉注射，而且剂量过大，疗程过长。

（4）不考虑抗菌药物的特点，随意联合使用。

（5）盲目迷信贵的药物，认为药物价格贵就是好药，而对疾病的治疗造成不良影响。

5. 小儿滥用抗菌药物不良后果

（1）滥用抗生素可导致小儿体内耐药菌株产生，引发难以治愈的感染性疾病。

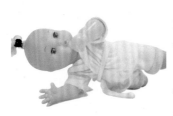

（2）人类抗生素的研发已赶不上细菌耐药的速度，超级细菌的出现即是一个非常危险的信号。

（3）滥用抗生素还会导致小儿机体免疫功能下降引发反复呼吸道感染、肠道菌群失调、过敏及脏器功能损害。

六、哮喘治疗药物的合理应用

1. 小儿哮喘常用治疗药物种类

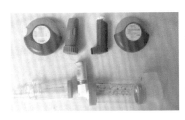

（1）小儿常用的抗哮喘药物可分为以下几类：糖皮质激素、茶碱类、β_2受体激动剂、白三烯受体调节剂、肥大细胞稳定剂、抗胆碱药及特异性免疫治疗剂等。根据哮喘各期特点的不同，抗哮喘药物的选择不尽相同。

（2）临床上一般分为长期控制哮喘药物和缓解哮喘药物两大类。

①长期控制药物：通过抗炎作用达到控制哮喘的目的，需要每日用药并长期使用。主要包括吸入和全身用糖皮质激素、白三烯受体调节剂、长效β_2受体激动剂、缓释茶碱、抗过敏药物、抗IgE抗体及特异性免疫治疗等。

②缓解药物：按需使用，用于哮喘急性发作时以快速解除支气管痉挛、缓解症状。常用的药物有短效吸入β_2受体激动剂、吸入抗胆碱能药物、短效茶碱及短效口服β_2受体激动剂等。

2. 小儿如何合理使用哮喘治疗药物？

哮喘是小儿最常见的、慢性过敏性炎症性疾病，严重影响儿童的身心健康，也给家庭和社会带来沉重的精神和经济负担。众多研究证明，儿童哮喘的早期干预和管理有利于疾病的控制，改善预后。由于哮喘是一个慢性、反复发作的疾病，因此，小儿哮喘治疗是一个长期的过程，应根据哮喘不同个体、不同时期、不同病情程度及控制情况选用不同药物。

（1）长期控制药物

①吸入性糖皮质激素（ICS）：ICS是哮喘长期控制的首选药物，可有效控制哮喘症状、改善生活质量、改善肺功能、减轻气道炎症

和气道高反应性、减少哮喘发作、降低哮喘病死率。

长期研究未显示低剂量吸入激素治疗对儿童生长发育、骨质代谢、下丘脑－垂体－肾上腺轴有明显的抑制作用。

②白三烯调节剂：白三烯调节剂是一类新的非激素类治疗哮喘的药物，可分为白三烯受体阻滞剂（LTRA，如孟鲁司特、扎鲁司特）和白三烯合成酶（5－脂氧化酶）抑制剂。目前应用于儿童临床的主要为LTRA，可单独应用于轻度持续哮喘的治疗，尤其适用于无法应用或不愿使用ICS、或伴过敏性鼻炎的患儿、或与ICS联合治疗中、重度持续哮喘患儿，可以减少糖皮质激素的剂量，并提高ICS的疗效。该药耐受性好，不良反应少，服用方便。

③长效 β_2 受体激动剂（LABA）：包括沙美特罗和福莫特罗。LABA目前主要用于经中等剂量吸入糖皮质激素仍无法完全控制的年龄≥5岁儿童哮喘的联合治疗。

④全身用糖皮质激素：长期口服糖皮质激素仅适用于重症未控制的哮喘患者，尤其是糖皮质激素依赖型哮喘，为减少其不良反应，可采用隔日清晨顿服。

⑤抗过敏药物：口服抗组胺药物，如西替利嗪、氯雷他定等，对哮喘的治疗作用有限，但对特应症体质患儿，如伴变应性鼻炎和湿疹等过敏症状有明显的控制，可以有助于哮喘的控制。

⑥抗IgE抗体：对IgE介导的过敏性哮喘具有较好的效果。但由于价格昂贵，目前临床上尚未普遍使用，仅适用于血清IgE明显升高、吸入糖皮质激素无法控制的12岁以上重度持续性过敏性哮喘患儿。

⑦变应原特异性免疫治疗（SIT）：SIT可以预防对其他变应原的致敏。对于已证明变应原致敏的哮喘患者，在无法避免接触变应原和药物治疗症状控制不良时，在良好环境控制和药物治疗的基础上，可以考虑针对变应原的特异性免疫治疗，如皮下注射（5岁以上）

或舌下含服（4岁以上）尘螨变应原提取物，治疗尘螨过敏性哮喘。

目前观察到，皮下注射的临床疗效在停止特异性免疫治疗后可持续6～12年，甚至更长时间。

（2）缓解药物

①短效β₂受体激动剂（SABA）

SABA是目前最有效、临床应用最广泛的速效支气管舒张剂，尤其是吸入型β₂受体激动剂广泛用于哮喘急性症状的缓解治疗，适用于任何年龄的儿童。

常用的SABA有沙丁胺醇和特布他林，可吸入给药或口服、静脉或透皮给药。首选吸入给药，药物直接作用于支气管平滑肌，平喘作用快，通常数分钟内起效，疗效可维持4～6小时，且全身不良反应（如心悸、骨骼肌震颤、心律紊乱、低血钾）较轻。

②全身型糖皮质激素

哮喘急性发作时病情较重，吸入高剂量激素疗效不佳或近期有口服激素病史的患儿，早期加用口服或静脉糖皮质激素可以防止病情恶化、减少住院、降低病死率。

应用的药物有：短期口服的泼尼松、静脉应用的甲基泼尼松龙或琥珀酸氢化可的松，2～5天内停药。短期使用糖皮质激素不良反应较少。

③吸入抗胆碱能药物

吸入型抗胆碱能药物如异丙托溴铵，其作用比β₂受体激动剂弱，起效也较慢，但长期使用不易产生耐药，不良反应少，可引起口腔干燥与苦味。常与β₂受体激动剂合用，使支气管舒张作用增强并持久，尤其适用于夜间哮喘及痰多患儿。

④茶碱

具有舒张气道平滑肌、强心、利尿、扩张冠状动脉、兴奋呼吸中枢和呼吸肌等作用，可作为哮喘缓解药物。

3. 小儿使用哮喘治疗药物时的注意事项

（1）皮质激素类抗炎药物正确使用

①局部用：ICS 通常需要长期、规范使用才能起预防作用，一般在用药 1~2 周后症状和肺功能有所改善。ICS 的局部不良反应包括声音嘶哑、咽部不适和口腔念珠菌感染。可通过吸药后清水漱口、加用储雾罐或选用干粉吸入剂等方法减少其发生率。

②全身型：因长期口服糖皮质激素不良反应大，尤其是正在生长发育的儿童，应选择最低有效剂量，并尽量避免长期使用。

（2）β₂受体激动剂使用注意事项

①无论是长效的 LABA，还是短效的 SABA，鉴于临床有效性和安全性的考虑，均不应单独、长期使用。

②目前 5 岁以下儿童使用 LABA 的安全性与有效性的资料尚不多。

（3）地塞米松不宜作为首选药物

地塞米松为长效糖皮质激素，对内源性皮质醇分泌的抑制作用较强，而且药物进入体内需经肝脏代谢成活性产物才能产生临床效应，起效时间慢，不宜作为哮喘急性发作时应用的首选药物。

（4）变应原特异性免疫治疗

变应原特异性免疫治疗 (SIT) 是目前治疗哮喘"治本"的方法，但需要注意可能出现的严重不良反应，包括急性全身过敏反应（过敏性休克）和哮喘严重发作。

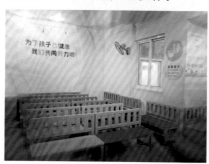

（5）茶碱类药物毒性反应

茶碱类药物由于"治疗窗"较窄，毒性反应相对较大，一般不作为首选用药，适用于对最大剂量支气管扩张药物和糖皮质激素治疗无反应的重度哮喘。使用时特别注意不良反应，有条件者应在心电监测下使用，最好监测血药浓度。

4. 小儿使用哮喘治疗药物有哪些常见错误?

（1）恐激素

许多家长和一些医生对皮质激素均有惧怕心理，拒绝应用。国际哮喘界一致公认：皮质激素吸入疗法是目前控制慢性哮喘反复发作的最有效药物，目前《全球哮喘防治创议》（简称GINA）中，推荐皮质激素的吸入疗法，每日用量仅有 200 ~ 400μg，少数 800μg（而泼尼松 5mg/ 片）；并且吸入药物可直达气道的靶细胞，起效快速，全身吸收甚少，即使吸收一少部分也可很快在肝脏中被代谢。对于重度或急性发作患者，需要口服或静脉注射激素治疗，其用药疗程较短（仅几天），故不良反应较小。

（2）滥用激素

有些人不论哮喘病情轻重，只要出现哮喘就滥用激素治疗，这同样不正确。应严格掌握激素治疗哮喘的指征，合理规范使用，以达到最好的疗效与最少的药物不良反应。

（3）停药过快

小儿哮喘的药物治疗，是一个长期而艰巨的任务，应缓慢、阶梯状地减药。一些家长给孩子治疗 1 ~ 2 月发作停止后，就认为病儿好了，自动停止治疗；有些家长因嫌麻烦怕耽误时间；有些家长怕花钱；有些家长存在侥幸心理，结果过一段时间后又复发。钟南山院士强调，哮喘最重要的防治策略是预防性治疗，即不是等哮喘发作才治疗，而是不让它发作，发作越少越好。无论有没有症状，患者都需坚持定期随诊，以及长期的正规治疗，从而达到哮喘的完全控制。

（4）吸药方法错误

一些医师在给患儿开此治疗哮喘药物后，没有仔细教给病人如何正确使用，同样达不到控制哮喘的目的。

七、吸入疗法

1. 什么是吸入疗法？

吸入疗法是经专门的装置，将药物制成气溶胶、干粉或溶液的药物，通过吸气动作吸入呼吸道，达到治疗哮喘等呼吸道疾病的方法。

由于治疗哮喘药物的靶器官是支气管与肺，因此治疗哮喘时采用吸入疗法与常规口服给药方法相比，具有作用迅速、用药量小、全身不良反应小等优点，是一种较为理想的给药方法。

2. 小儿呼吸道疾病为何可使用吸入疗法？

（1）呼吸系统是与外界密切相通的系统，可以借助于吸气动作吸入药物。

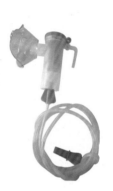

（2）呼吸道黏膜及黏膜下富含多种神经和药物受体，如 β_2 肾上腺素受体、胆碱能受体、糖皮质激素受体，药物吸入呼吸道后可直接与受体发生作用。

（3）肺泡表面积巨大，便于吸入药物的吸收。

（4）肺泡与其周围的毛细血管上皮之间的间隔仅为 $0.5\mu m$，药物从肺泡进入血液方便。

3. 吸入疗法有哪些优点？

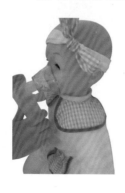

（1）作用直接

小儿哮喘病变的部位在呼吸道，吸入的药物可直接到达患病部位，而不像口服用药那样需经过全身血液循环再到达病变的部位。

（2）所用药物剂量小

由于药物直接进入呼吸道，用量只是其他给药方式的1/10，明显地减少了药物的不良反应，这对于儿童和老人尤为重要。

（3）作用迅速

由于药物作用直接，对缓解支气管哮喘效果迅速且显著，甚至在危急时刻能够挽救患者的生命。

（4）全身不良反应小

由于所需药物剂量小，且绝大部分是在呼吸道局部发挥作用，仅有其中的小部分药物被吸收入血，因此药物引起的全身副作用明显小于口服用药。

由于上述特点，吸入疗法是防治支气管哮喘的一种理想的给药方法，并已成为支气管哮喘的主要给药方法。世界卫生组织（WHO）已将吸入疗法作为治疗哮喘的首选方法，无论是哮喘的急性发作期还是慢性缓解期。

4. 小儿常用吸入疗法种类有哪些?

（1）定量吸入器（MDI）

是利用手压制动、定量喷射药物微粒的递送装置，携带方便，操作简单，助推剂是氟里昂。MDI 现已普遍应用，常用的有沙丁胺醇(万托林)、二丙酸倍氯米松(必可酮)、丙酸氟替卡松(辅舒酮)等，它便于携带，操作简单，随时可用，不必定期消毒，没有继发感染问题，经济实用。

注意：患者有时不能正确和协调地完成吸气和喷药的动作，尤其是在老年人与儿童更易发生；另在肺活量严重减少的患者吸入到下呼吸道药量大为减少，影响疗效。因此，现均借助于储雾罐而提高药雾在肺内沉积，同时可以降低咽部药物的沉降，减少声音嘶哑、口咽部霉菌感染等副作用。

（2）干粉吸入器（DPI）

患者的吸气是干粉吸入器的驱动力，故不需要使用 MDI 时吸气和揿药动作的协调，但需要较高的吸气流量，病情严重或小儿因最大吸气压力低，影响吸入效果。主要有旋转式、碟式和涡流式 3 种。

注意：指导患者采取正确的吸入方法非常重要。

（3）射流雾化器

是以压缩空气或氧气为动力，利用射流原理，将水滴撞击成微小颗粒，呈雾状被气流带走并吸入气道。常用气流量 6 ～ 8L/min，微粒直径在 2 ～ 4μm，雾粒在肺内沉积约 10%。与 MDI 相比射流雾化所用的药物剂量较大。但患者只要潮气量呼吸即可，无特殊吸药动作要求，适用于重症患者和未掌握 MDI 吸药要领者。

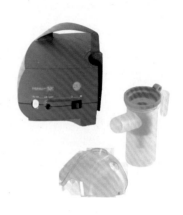

注意：预防交叉感染。

（4）超声雾化器

通过超声发生器的高频振荡并产生一定频率的超声波震动将液体转化为雾粒状，雾粒大小与超声频率成反比，即震动频率越高，雾粒越小；超声波震动的强度决定了产生雾粒的数量，震动越强，产生的雾粒越多。总的来说，超声雾化器产生的气雾量比喷射雾化器要大，消耗药液一般为 1 ～ 2L/min，产生的气雾微粒也较大，一般为 3.7 ～ 10.5μm。

注意：因超声雾化器的类型、批号、生产厂家不同，所产生的雾化效果也不相同。

5. 小儿使用吸入疗法时的注意事项

（1）应综合考虑患儿的年龄、病情、全身情况、治疗目的、家庭经济承受能力和药液的种类及性质等多种因素，选择适合每一个患儿的吸入装置与吸药方法。

（2）正确的使用方法是保证疗效的关键，因此，应学会每种吸入装置正确的使用方法。

（3）注意药物相关的不良反应，如 β_2 受体激动剂吸入过量可引起低钾、心率加速和心律紊乱等；吸入糖皮质激素后易引起声音嘶哑、口咽部霉菌感染等。因此，在吸入激素后应及时、认真漱口。

（4）少数患者因吸入低渗溶液或雾化液中的防腐剂或稳定剂刺激呼吸道表面感受器，诱发支气管痉挛，在雾化前可适当使用支气管舒张药可预防或缓解这类反应的发生。

（5）预防交叉感染，故建议使用一次性简易雾化吸入器。

（6）雾化吸入气的湿度过高，会降低吸入氧浓度，尤其是超声雾化吸入的患者，而感到胸闷气急加重；且超声雾化时气溶胶颗粒直径较大，难以进入下呼吸道。因此，哮喘发作严重伴有缺氧的患者为提高疗效与氧浓度可用氧气为驱动力的喷射式雾化吸入。

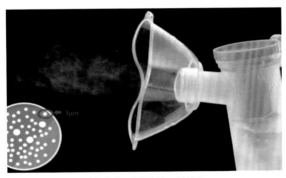

雾化均匀，颗粒细，易吸收

八、特异性免疫治疗

1. 什么是特异性免疫治疗？

在临床上确定过敏性疾病患儿的变应原后，将该变应原制成变应原提取液并配制成各种不同浓度的制剂，经反复注射或通过其他给药途径与患者反复接触，剂量由小到大，浓度由低到高，从而提

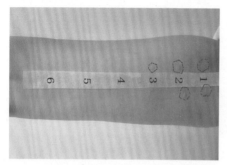

高患儿对该种变应原的耐受性，当再次接触此种变应原时，不再产生过敏现象或过敏现象得以减轻的一种治疗方式，这种治疗方式称为特异性免疫治疗（SIT）或者脱敏治疗。

特异性免疫治疗在临床上用于过敏性疾病的治疗已有100多年的历史，已制定了全球变态反应疾病的治疗指南，全球哮喘防治创议（GINA）也把特异性免疫治疗归入治疗规范之中。

2. 特异性免疫治疗的作用有哪些？

（1）改变过敏性哮喘、鼻炎等过敏性疾病的进程

过敏性疾病的规范化治疗应该联合使用药物治疗和SIT。药物治疗控制哮喘患者的症状，而SIT能改变哮喘的演变过程和改善预后，可减少哮喘患者的用药，提高患者生命质量，从而改善过敏性疾病的预后，并有可能使一些哮喘患者得到治愈。

（2）预防过敏性哮喘、鼻炎等过敏性疾病发生

对于过敏性鼻炎小儿早期进行SIT，可以防止疾病进一步发展到过敏性哮喘。

（3）防止新的变应原产生

SIT可以防止哮喘患儿对新的变应原出现变态反应，提高机体对各种变应原耐受性。因此，药物治疗是一个治标的方法，而特异性免疫治疗是一个治本的方法，有望让患儿彻底摆脱过敏性疾病的困扰。长期的临床实践已经证实，SIT对儿童哮喘的疗效比成人显著，通过SIT可使特应质患儿对相应变应原的耐受性大大提高，甚至受益终身。

3. 特异性免疫治疗需要多长的疗程？

脱敏治疗分为初始治疗阶段和维持治疗阶段。初始治疗阶段是每周一次，递增剂量，大约需要 4 个月左右；维持治疗阶段每 6 ~ 8 周注射一次。总疗程要求 2 ~ 3 年。

4. 特异性免疫治疗有哪些不良反应

少数的患儿在注射的当天可出现局部的肿胀，伴有瘙痒或疼痛，极个别出现哮喘与鼻炎的症状，经对症处理会很快消失；注射过程中出现过敏休克的现象极其罕见。因此，脱敏治疗应在有资质、有经验的医护人员的严谨操作、严密监控下进行，可避免严重副反应的发生。

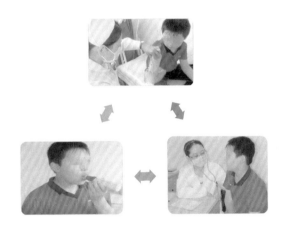

5. 特异性免疫治疗时如何使用哮喘治疗药物？

特异性免疫治疗是一个治本的治疗方法，疗效出现较慢，一般治疗后 3 ~ 4 个月时开始出现疗效，1 年左右出现明显的疗效。因此，治疗初始阶段，应根据患儿病情严重程度，而给予不同级别治疗哮喘及鼻炎药物同时治疗，随着脱敏治疗疗效的显现，相关的治疗药物可逐渐减少，以至停用。

6. 特异性免疫治疗的种类有哪些？

目前临床上使用的特异性免疫治疗有 2 种：

（1）舌下脱敏

舌下脱敏治疗是利用过敏原的提取物滴入舌下，使呼吸道黏膜产生耐受性，从而减轻或控制过敏症状，达到脱敏治疗的目的。

（2）注射脱敏

注射脱敏治疗是指用过敏原提取物进行皮下注射。脱敏注射从小剂量开始，逐渐增加剂量，以增加对过敏原的耐受性。

7. 特异性免疫治疗的疗效如何？

对儿童过敏性疾病，避免接触致敏原和恰当的药物治疗仍是首要措施，而当疾病未达到理想控制时，应考虑变应原的特异性免疫治疗。特异性免疫治疗能有效地控制症状、减少患者对药物的需求。

目前从临床疗效这一角度来看特异性免疫治疗有效的唯一指标是症状的缓解、药量的减少以及新的过敏症状发生率的显著下降。另外，该疗法在停止后仍能保持长期的疗效以及可预防新的过敏原发生，而且特异性免疫治疗后能预防变应性鼻炎发展为哮喘。目前观察到皮下注射的临床疗效在停止特异性免疫治疗后可持续 6 ～ 12 年甚至更长时间。

对儿童哮喘和过敏性鼻炎哮喘综合征，SIT 的疗效优于成人，因为哮喘患儿病程短，未发生不可逆性的气道损伤，加上儿童的免疫系统发育尚不完善，可塑性较强。因此，在儿童早期进行 SIT，其过敏性疾病有可能达到治愈的目的。

8. 特异性免疫治疗疗效不佳原因有哪些？

SIT 治疗一般需要 3 年左右的时间才能完成脱敏的全过程。许多原因可导致治疗失败。如：

（1）哮喘急性发作期开始治疗可导致病情加重，或反复减退注射剂量，导致脱敏时间延长，影响治疗的顺利进行。

（2）交通不便，如外地患儿，难以坚持长时间的治疗。

（3）多种变应原严重过敏者，治疗效果不明显，使患儿难以坚持全过程。

（4）患儿家长不配合，当症状缓解或减轻时，自认为已经痊愈，自行停止治疗。

（5）患儿或家长心理因素，他们自认为疗效不满意。

因此，加强健康宣教，待患儿认识脱敏治疗后方可入选，这样可提高治疗的成功率，减少脱落。

九、小儿喂药

小儿抵抗力弱，常常容易感染疾病，而口服给药实际上是一种方便、经济、较安全的给药途径。但给小儿喂药又是令父母头痛与烦心的事，而在临床治疗中，正确地给孩子喂药又是至关重要的。怎样给小孩正确喂药，可参照以下方法进行。

1. 如何选择小儿喂药的时间？

最佳喂药时间一般选择在饭前半小时至 1 小时进行，因为此时胃内已排空，有利于药物吸收和避免小孩服药后呕吐。但对胃有强烈刺激作用的药物（如阿司匹林、对乙酰氨基酚等），可放在饭后 1 小时服用，以防止胃黏膜损伤。

2. 小儿喂药前须做哪些准备？

（1）备好围嘴：喂药时，先给孩子戴好围嘴，并在旁边准备好面纸或毛巾，便于药物溢出时擦拭。

（2）看清标签，掌握好所喂药物的种类及药量，以免因吃错药或吃

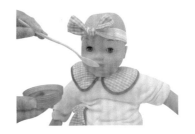

过量，造成难以挽回的恶果。

3. 不同剂型药物如何喂药？

（1）水剂

应先将瓶子摇几下使药物混合均匀；倒药前后均需看清瓶子上的刻度，必须和视线平行，以保证药量的准确性。

（2）油剂

应先在药杯里放一点水，以防药品沾在杯子里；也可以用滴管直接滴入口内，或滴在馒头、饼干上给小儿吃。

（3）粉剂

可将药粉溶于糖水或用蜂蜜拌匀后，用温开水化开后让孩子吃；片剂、丸药也可先研成粉末再喂。

（4）味苦的药物

先放点白糖在小勺里，将药倒在糖上，再取点糖放在药上，不搅拌就倒进嘴里，迅速用糖水送下。

4. 不同年龄小儿如何喂药？

（1）小婴儿

味觉尚未发育成熟，可用滴管或塑料软管吸满药液，将管口放在小宝宝口中，每一次以小剂量慢慢滴入，等小儿下咽后，再继续喂药。也可以把药溶入温水中，倒进奶瓶里，让小儿自己吮吸。由于婴儿药量较少，注意不要让药物粘连在奶嘴上影响吸收；如果发生呛咳，应立即停止喂药，抱起小儿轻轻拍后背，以免药液呛入气管。

（2）1~3岁幼儿

此阶段小儿对药物已逐渐敏感，开始哭闹挣扎，不肯吃药。父母可以把丸、片剂研成粉末，用糖水调成稀糊状，把孩子抱在怀里，呈半仰卧状，左手扶着小孩头部，右手持食匙，每次取药半勺，慢慢喂下。如果小孩哭闹挣扎得厉害，可以先喂一点甜米粥，等他愿意继续吃粥后，在小勺米粥中掺入药粉喂下。对于特别苦的药，可以在小勺里放点糖，将药粉倒在糖上，准备好糖水，灌入小孩口中随即服下。

（3）学龄前儿童

孩子已开始懂事了，父母们可以耐心地和小孩交流，讲明吃药的道理，鼓励小孩主动吃药，并适当给予小小的奖励，这样让孩子从心理上消除对药物的恐惧，由被动变主动，不再害怕吃药。

5. 小儿喂药时的注意事项

（1）不能强行"硬灌"

喂药的时候，禁止在小孩哭闹中或捏鼻子灌药，因为这样做容易把药和水呛入气管，导致气管堵塞，呼吸困难，轻者呛咳、呕吐，重者窒息死亡。

（2）温水喂药

不论是喂药中、喂药后均主张用温开水送服，尤其是喂药后要多喂温开水，这样可以使药物充分溶解，帮助吸收。

维生素类、止咳糖浆、益生菌与助消化药最好用凉开水喂服。

（3）牛奶或果汁不可用来喂药

有些父母因害怕药太苦，而在喂药时掺一些牛奶或果汁，以改善口感，其实这样的做法是错误的。牛奶中含有较多的无机盐类物质，可与某些药物发生作用而影响药物吸收；果汁口味甘甜，但与健胃药和止咳药等同用时会降低药效。

（4）喂药与呕吐

为防止小儿喂药后呕吐，喂药后可将小孩抱起，轻拍背部或服药后让其侧卧 10 ～ 15 分钟。

如上述方法无效，一吃即呕吐者，可把一次剂量的药，分 2 ～ 3 次吃下去，间隔时间 5 ～ 10 分钟即可，这样可避免吃药即吐的情况。

如喂药后小儿把药吐了出来，要根据吐出的量多少进行补喂，补喂的药量，一般是全量或一半。

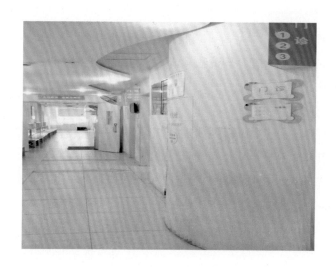

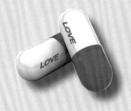

IV. 常见传染病篇

　　小儿时期传染病发病率较成人高，起病急、症状重、病情复杂多变、容易发生并发症，并具有传染性。早期识别小儿常见传染病，对预防孩子患病、及时防治均有着很好地帮助。

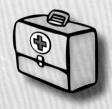

一、流行性感冒（流感）

1. 什么是流感？

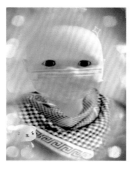

流行性感冒（influenza）简称流感，是由流感病毒引起的一种小儿急性呼吸道传染病，秋冬季节高发，传染性强，容易引起暴发流行或大流行。

流感病毒可分为甲（A）、乙（B）、丙（C）3型，其特点是容易发生变异，其中甲型流感病毒最容易发生抗原变异，传染性大，传播迅速，可感染人和多种动物。

2. 流感病毒有哪些特点？

流感病毒不耐热，100℃ 1分钟或56℃ 30分钟灭活，对常用消毒剂（1%甲醛、过氧乙酸、含氯消毒剂等）敏感，对紫外线敏感，耐低温和干燥，真空干燥或 −20℃以下仍可存活。

3. 流感是如何传播的？

小儿流感患者和隐性感染者均是流感的主要传染源，从潜伏期末至急性期都具有传染性，其中病初2～3天传染性最强。

流感主要通过近距离空气飞沫传播，即流感患儿在讲话、咳嗽或打喷嚏的过程中，将含有流感病毒的飞沫排放到空气中被周围人群吸入而引起传播；也可通过口腔、鼻腔、眼睛等处黏膜直接或间接接触传播；接触患者的呼吸道分泌物、体液和污染病毒的物品如玩具等也可能引起小儿流感的传播。

4. 小儿流感有哪些表现？

小儿患流感后主要表现为突然发生的高热、乏力、全身肌肉酸痛，而鼻塞、流涕和喷嚏等表现相对较轻。

小儿轻症流感与普通感冒相似，症状轻，2～3天可恢复；但在婴幼儿和存在心肺基础疾病的患儿容易并发肺炎等严重并发症而导致死亡；部分小儿患流感时，除发热外，以呕吐、腹痛、腹泻为显著特点，称为胃肠型流感，2～3天即可恢复。

5. 什么是小儿重症流感？

当确诊或疑似流感小儿出现以下情况之一时为重症病例：①合并肺炎和（或）低氧血症、呼吸衰竭；②合并感染中毒性休克；③合并多脏器功能不全或多脏器功能衰竭。

6. 流感与感冒有何区别？

普通感冒与流感有着本质上的区别：感冒很普遍，一年四季均可发病，冬春较多见，而流感在冬春交替的季节容易发病；感冒诱因明显，发病后以上呼吸道局部症状为主，而流感则少有诱因，主要是流行发病，发病后全身症状重而局部症状轻。此外，感冒的预后较好，并发症较少，而流感则并发症多，处理不当预后较差。

7. 如何治疗与护理流感患儿？

（1）治疗

原则：要坚持预防隔离与药物治疗并重，对因治疗与对症治疗并重的原则。

①抗病毒药物使用：大多数研究证明在发病36或48小时内尽早开始抗流感病毒药物（如奥司他韦）治疗，疗效更为肯定；甲型流感患者可用金刚烷胺、金刚乙胺；其他药物有：双黄连、清开灵、喜炎平、蒲地蓝等中成药也可用于流感的治疗。

②抗菌药物合理应用：流感是一种常见病毒感染性疾病，抗生素对于治疗流感病毒无效。因此，在没有合并细菌感染迹象的情况下不得使用抗生素，否则易引起二重感染或耐药菌的产生。

③退热药物使用：高热患儿在采用头部冷敷、温水擦浴进行物理降温同时，应规范使用小儿退热剂。

（2）护理

①隔离护理：因流感有一定的传染性，故患儿应隔离1周或直至主要症状消失。

②休息护理：有发热的患儿，最好卧床休息；患儿年龄越小，越需要休息及护理。

③饮食护理：感冒发热的患儿很容易出现食欲减低、恶心、呕吐、腹痛和腹泻等表现，饮食护理非常重要。应选择易消化的食物，少食多餐；要给患儿吃清淡易消化的半流食，如稀小米粥、鸡蛋汤等，不要给油腻的食品；并注意多给病儿吃蔬菜、水果。

④发热护理：发热期间让病儿多喝水，这样既可补充体内因发热损失的水分，又可促进毒素的排出。在应用退热药情况下，积极配合物理降温。

⑤口鼻腔护理：注意保持病儿口腔卫生，每天用淡温盐水漱口，对年龄较小的患儿可用干净棉花蘸温盐水给患儿清洗口腔，每天2～3次，以减少继发细菌感染的机会。

⑥室内空气流通：流感病毒对紫外线敏感，病儿居室要加强通风，常开门窗，充分接受阳光照射，以达到消毒的目的，但要给患儿盖好被子防止冷风直吹病儿身体而受凉；同时，患儿的居室要保证空气新鲜、湿润，以防空气干燥、尘土飞扬刺激病儿呼吸道而引起咳嗽。

（3）观察

"卫生部2009甲流防控方案"中，将年龄＜5岁的儿童（尤其是＜2岁）列为高危病例，因易出现重症病情、且病死率高，因此需密切观察患儿病情变化，一旦发生呼吸衰竭或循环衰竭（休克），需要进重症监护室进行抢救治疗。

8. 如何预防小儿流感?

流感病毒主要是通过空气和接触传播，切断传播途径是预防流感最直接的方法。季节性流感在人与人间传播能力很强，积极防控更为重要，主要的预防措施如下。

（1）加强个人卫生

①保持室内空气流通，流行高峰期避免去人群聚集场所；加强户外体育锻炼，提高身体抗病能力；秋冬气候多变，注意加减衣服。

②咳嗽、打喷嚏时应使用纸巾等，避免飞沫传播。

③经常彻底洗手，避免脏手接触口、眼、鼻；患者用具及分泌物要彻底消毒。

④流行期间如出现流感样症状及时就医，并减少接触他人。

（2）接种流感疫苗

接种流感疫苗是其他方法不可替代的最有效预防流感及其并发症的手段，尤其是6个月至4岁易感儿童；疫苗需每年接种方能获有效保护。

二、流行性腮腺炎

1. 什么是流行性腮腺炎?

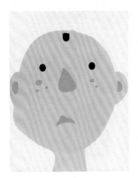

流行性腮腺炎俗称"痄腮"，是由流行性腮腺病毒引起的急性呼吸道传染病。一年四季均可发病，但以冬春季节较多见。

主要发生于4～15岁的儿童或青少年，1岁以下婴儿因有母体获得的抗体存在，发病者少。本病除个别有严重并发症外，大多预后良好。病后有持久的免疫力，再次发病者极少。

2. 流行性腮腺炎是如何传播的?

患儿与无症状的隐性感染者均是传染源;患儿自腮腺肿胀的前7天至肿胀后9天均有传染性。

传播途径主要通过唾液飞沫吸入而患病。

人类对腮腺病毒存在普遍的易感性,一次感染后,包括隐性感染者在内,均可获得终身免疫。如有二次患腮腺炎者,可能是其他病毒或细菌,或可能是免疫缺陷患儿。

3. 小儿流行性腮腺炎有哪些表现?

潜伏期平均18天(14 ~ 25天),感染后2 ~ 3周发病,主要有以下表现。

(1)发热、畏寒、头痛、食欲减退、全身不适。

(2)1 ~ 2天后腮腺逐渐肿大,通常一侧腮腺肿大后2 ~ 4天又累及对侧,或双侧同时肿大、发硬、压痛明显,张口咀嚼时更痛;颌下腺和舌下腺也可受累。

(3)腮腺肿大2 ~ 3天达高峰,持续4 ~ 5天后逐渐消退,完全消退需1 ~ 2周。

4. 小儿流行性腮腺炎有哪些并发症?

流行性腮腺炎本身并不严重,一旦发生并发症对孩子的健康影响较大。常见的并发症有脑膜炎、睾丸炎、卵巢炎、胰腺炎、乳腺炎等,为腮腺炎病毒侵犯不同器官所致。

5. 如何治疗与护理流行性腮腺炎患儿?

(1)治疗

①抗病毒治疗:口服利巴韦林,同时可辅以清热解毒中药抗病毒治疗。

②退热治疗:高热患儿在采用头部冷敷、温水擦浴进行物理降

温同时，可服用适量退热剂。

（2）护理

①口腔护理：腮腺肿痛，影响吞咽，口腔内残留食物易致细菌繁殖，应用温盐水勤漱口，保持口腔清洁；不会漱口的幼儿应帮助其多喝水，以预防继发感染。

②饮食护理：患儿常因张口及咀嚼食物使局部疼痛加重，故应给予富有营养、易消化、清淡的半流质饮食；不可给予酸、辣、硬而干燥的食物，否则可引起唾液分泌增多，排出受阻，腺体肿痛加剧，吃一些软的易吸收的食物，如面食；且应勤喝水，以利于毒素快速排出；多吃水果蔬菜，补充维生素等。

③腮腺护理：局部冷敷，可减轻炎症充血程度及疼痛；亦可用如意金黄散调茶水或食醋敷于患处，并保持局部药物湿润，以发挥药效，防止干裂引起疼痛。

仙人掌有清热解毒、消肿止痛的作用，也可以用仙人掌捣碎敷面。方法是：把仙人掌捣碎再加入鸡蛋清调匀后敷在肿起脸颊上，每天更换 1 ～ 2 次效果较好。

④发热护理：发热伴有并发症者应卧床休息至热退；鼓励患儿多饮水以利汗液蒸发散热；给予物理降温措施；监测体温。

⑤环境护理：一旦孩子患了腮腺炎，就不能让孩子继续上学，在家隔离治疗，室内要勤通风。

⑥其他护理：发生睾丸炎时，局部可冷敷，并将阴囊吊起。

（3）观察

流行性腮腺炎病毒可侵犯各种腺体组织、神经系统及肝、肾、心、关节等，常可引起脑膜脑炎、睾丸炎、胰腺炎等，因此，患儿如出现持续高热、剧烈头痛、呕吐、颈强直、嗜睡、烦躁或惊厥，应密切观察，及时发现，及时诊治。

6. 如何预防小儿流行性腮腺炎?

（1）对腮腺炎患儿应采取呼吸道隔离至腮腺肿大完全消退或发病后 10 天；对其呼吸道的分泌物及其污染的物品应进行消毒。

（2）在流行期间，应加强托幼机构的晨检。

（3）对易感儿可接种腮腺炎减毒活疫苗，90% 可产生抗体。

三、水痘

1. 什么是水痘?

水痘是由水痘 - 带状疱疹病毒初次感染引起的急性传染病，以发热及成批出现周身性红色斑丘疹、疱疹、痂疹为特征。

2. 水痘是如何传播的?

患者为主要传染源，在出疹前 1 ~ 2 天至出疹后 1 周都有传染性，且传染性强。本病以冬春季发病为主，主要是通过呼吸道飞沫或直接接触传染，也可通过接触污染的用物间接传染。

儿童是主要的发病者，尤以学龄前儿童发病最多，可获得对此病的免疫力，以至于终身不再发生水痘，但可再发生带状疱疹。在免疫功能受损或接种过水痘减毒活疫苗的个体，也可在数年后发生第 2 次感染，但极为少见，症状也较第一次轻。

3. 小儿水痘有哪些表现?

本病起病较急，可有发热、头痛、全身倦怠等前驱症状。

典型水痘患儿在发病 24 小时内出现小红色斑疹或斑丘疹；6 ~ 8 小时内迅速变为米粒至豌豆大水疱，水疱壁薄易破，周围有红晕；数天后水疱干涸结痂，痂脱而愈，不留瘢痕。整个病程经过 2 ~ 3 周。

皮疹从头面部开始，后见于躯干，四肢较少，主要呈向心性分布；数目多少不定；黏膜亦常受侵，见于口腔、咽部、眼结膜、外阴、肛门等处。

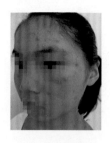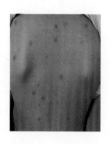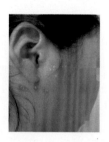

4. 小儿水痘有哪些并发症？

继发细菌感染最常见，主要是金葡菌与 A 族链球菌，可表现为脓疱、脓肿、猩红热或脓毒症；还可并发脑炎；免疫功能受损的儿童发生出血性疱疹、严重肺炎、肝炎、心肌炎等。

5. 如何治疗与护理水痘患儿？

（1）治疗

①抗病毒治疗：可用利巴韦林、清热解毒类中药治疗，重症病例可给予阿昔洛韦静滴或外涂患处。

②不合并感染时，不得滥用抗生素。

③禁用激素，如肤轻松、泼尼松一类含糖皮质激素的软膏或口服药等，以免抑制机体免疫功能后，导致病毒扩散，加重病情。水痘合并脑炎时除外。

④如有发热，给退热药口服，推荐布洛芬混悬液，不主张用水杨酸类如阿司匹林（目的是防止可能发生 Reye 综合征），同时配合物理降温，多喝水。

⑤如果患儿皮肤瘙痒严重，可外涂炉甘石洗剂，也可服用抗过敏药物；已有感染者可局部涂一些消炎软膏。

（2）护理

①休息护理：即使患儿没有明显不适，也要让患儿多休息，若有发热，更要卧床休息，多喝白开水和果汁。

②隔离护理：孩子一旦确诊了，应立即在家隔离直至全部水痘结痂。对于一般的患儿，虽然可以不用药物治疗，但仍需给予精心护理。护理不当，容易发生脓疱疮等继发细菌感染，致使病情加重，影响愈合。

③皮肤护理：保持患儿皮肤清洁，应常洗手、洗脸、勤换衣，适宜用温水洗澡；注意衣物和用具的清洁消毒，讲究卫生，患儿的内衣要及时更换清洗、消毒，并且要暴晒6小时以上。

④环境护理：居室要经常通风，温湿度要适宜。病儿的被褥要勤晒，衣服要清洁宽大，防止因穿过紧的衣服和盖过厚的被子，而造成过热出汗，汗液会使皮疹发痒，引起患儿搔挠，导致皮疹破损，易继发细菌感染。

避免小儿抓破皮疹而引起感染，应为患儿剪短指甲；若婴儿患上水痘，可为他套上棉手套，避免用手揉眼，使病毒感染眼部，形成角膜炎，影响视力。

⑤心理护理：对于中小学生，因他们担心今后身上、脸上会不会留下瘢痕，为此，父母或医务人员要与他们做好沟通工作，水痘一旦结痂就会自然脱落，并无大碍。

（3）病情观察

水痘患者如果处理不当或不及时，很容易出现肺炎、脑炎、肝炎、心肌炎等并发症，因此家长应密切观察患儿意识、面色、精神状态、呼吸、头痛、呕吐等，如有异常，需立即带患儿到医院就诊。

6. 如何预防小儿水痘？

（1）隔离患儿切断传染源，应隔离水痘患儿至皮疹全部结痂为止，不少于病后14天；对接触过水痘患者的孩子最好也要隔离观察3周，体弱者可在接触后4天内注射丙种球蛋白可减轻症状，但不能完全阻止发病。

（2）在水痘流行期间应做到早发现患者、早期进行隔离。

（3）水痘流行期间尽量少带小儿去公共场所。

（4）接种水痘减毒疫苗是预防水痘最有效的方法。

四、手足口病

1. 什么是手足口病？

手足口病是由肠道病毒引起的传染病，多发生于 5 岁以下的婴幼儿，可引起发热和手、足、口腔等部位的皮疹、溃疡，个别患儿可引起心肌炎、肺水肿、无菌性脑膜脑炎等并发症。

引发手足口病的肠道病毒有 20 多种，其中柯萨奇病毒 A16 型和肠道病毒 71 型（EV71）最常见。

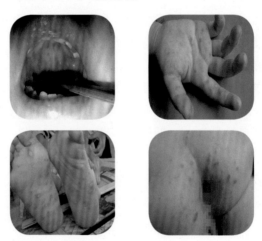

2. 手足口病是如何传播的？

（1）传染源

有症状患者及无明显临床表现的轻症或隐性感染者都是重要的传染源，尤其是轻症和隐性感染者为传播病毒的主要传染源，因为在流行时有明显症状者与隐性感染者之比为 1：130。

在患病早期即可从粪便中分离出病毒，病程第 1 周时阳性率达高峰，一般持续排病毒 2 周，少数可达 2 ～ 3 个月。

（2）传播途径

主要是通过人与人之间的粪口传播；患儿咽喉分泌物及唾液中的病毒可通过空气飞沫传播；唾液、疱疹液、粪便污染的手、毛巾、手绢、牙杯、玩具、食具、奶具以及床上用品、内衣等通过日常接触传播也不能忽视，尤其是在幼托机构中；接触被病毒污染的水源而经口感染，并常造成流行。

（3）易感性

人对引起手足口病的肠道病毒普遍易感，成人大多已通过隐性感染获得相应的抗体。因此，小儿受感染较成人为多，尤其是以≤ 3 岁年龄组发病率最高。

3. 小儿手足口病有哪些表现？

本病临床症状从最常见的无症状或仅有轻度不适，至严重的并发症甚至死亡均可发生。

（1）潜伏期一般 3 ～ 7 天，没有明显的前驱症状。

（2）多数患者突然起病，约半数患者于发病前 1 ～ 2 天或发病的同时有发热，多在 38℃ 左右。

（3）部分患者初期有轻度上感症状，如咳嗽、流涕、恶心、呕吐等；由于口腔溃疡疼痛，患儿流涎拒食。

（4）皮疹特点：口腔黏膜疹出现比较早，起初为粟米样斑丘疹或水疱，周围有红晕，很快形成溃疡；手、足等远端部位出现斑丘疹或疱疹，皮疹不痒，斑丘疹在 5 天左右由红变暗，然后消退；疱疹呈圆形或椭圆形扁平凸起，内有少许混浊液体，一般无疼痛及痒感，愈合后不留痕迹。部分不典型病例，手、足、口病损在同一患者不一定全部出现。水疱和皮疹通常在 1 周内消退。

4. 小儿手足口病有哪些并发症？

手足口病普通病例仅有以上表现，表现主要在皮肤和口腔，但少数重症病例，病毒会侵犯心、脑、肾等重要器官，尤其是 <3 岁者，病情进展迅速，在发病的 1 ~ 5 天出现脑膜炎、脑炎（尤其以脑干脑炎最为凶险）、神经源性肺水肿、循环障碍等，极少数病例病情危重，可致死亡，存活者均可留有后遗症。

本病流行时要加强对患者的临床监测，如出现高热、白细胞不明原因增高而查不出其他感染灶时，要警惕暴发性心肌炎发生的可能。

近年发现 EV71 较 CoxA16 所致手足口病有更多机会发生无菌性脑膜炎，其症状表现为发热、头痛、颈部僵硬、呕吐、易烦燥、睡眠不安等；身体偶尔可发现非特异性红丘疹，甚至点状出血点。

5. 如何治疗与护理手足口病患儿？

（1）治疗

原则：主要是隔离、对症处理为主。普通病例可在门诊进行居家隔离治疗，但需告知家长有病情变化随时就诊。

①重症病例应住院治疗，尤其是危重病例应收住重症医学科（ICU）抢救治疗。

②居家治疗观察：适用于普通病例，可采用中西药结合的抗病毒治疗，如可用西瓜霜喷剂喷入口腔，减轻口腔的疼痛，促进愈合。

（2）护理

①发热护理：体温 <38.5℃的患儿，可采用冷敷、温水擦浴等物理降温措施；体温 ≥ 38.5℃的患儿，物理降温同时可遵医嘱用退热药，及时补充水分。

②饮食护理：给予高蛋白、高维生素、易消化的流质或半流质饮食。

③口腔护理：患儿因口腔疼痛而拒食、流涎、哭闹，要保持患

儿口腔清洁，饭前饭后用温开水漱口，对不会漱口的患儿，可以用棉签蘸温开水轻轻地清洁口腔。

④皮肤护理：手、足、肛周部位出现斑丘疹、疱疹，疱疹内液体较少，通常在1周内消退。因疱疹不痛、不痒、不结痂、不留瘢痕，故不需要特殊护理，但要保持皮肤清洁。患儿宜穿宽松柔软衣裤，勤更换。

⑤其他护理：养成良好卫生习惯，做到饭前便后洗手、不喝生水、不吃生冷食物、勤晒衣被、多通风。

（3）观察

因手足口病可合并心肌炎、脑炎、脑膜炎等，故应注意观察患儿的病情变化，如患儿出现持续发热、精神差、呕吐、病程短（在5天以内）、尤其是3岁以下小儿应及时到医院就诊。

6. 如何预防小儿手足口病?

手足口病以婴幼儿和儿童普遍易感，做好儿童个人、家庭和托幼机构的卫生是预防本病传染的关键。

（1）个人预防措施

①饭前便后、外出后要用肥皂或洗手液等给儿童洗手；不要让儿童喝生水、吃生冷食物，避免接触患病儿童。

②看护人接触儿童前、替幼童更换尿布、处理粪便后都要洗手，并妥善处理污物。

③婴幼儿的奶瓶、奶嘴使用前后应充分清洗。

④本病流行期间不宜带儿童到人群聚集、空气流通差的公共场所，注意保持家庭环境卫生，居室要经常通风，勤晒衣被。

⑤小儿出现相关症状要及时就诊；居家治疗，不要接触其他儿童，隔离治疗不少于

病后 14 天。

（2）幼托机构及学校预防措施

①本病流行季节，教室和宿舍等场所要保持良好通风。

②每日对玩具、个人卫生用具、餐具等物品进行清洗消毒。

③进行清扫或消毒工作（尤其清扫厕所）时，工作人员应穿戴手套；清洗工作结束后应立即洗手。

④每日对门把手、楼梯扶手、桌面等物体表面进行擦拭消毒。

⑤教育指导儿童养成正确洗手的习惯。

⑥每日进行晨检，发现可疑患儿时，要对患儿采取及时送诊、居家休息的措施；对患儿所用的物品要立即进行消毒处理。

五、猩红热

1. 什么是猩红热？

猩红热为 A 组 β 型溶血性链球菌（也称为化脓链球菌）感染引起的急性呼吸道传染病；患儿常表现为发热、咽峡炎、全身弥漫性鲜红色皮疹和疹退后明显脱屑；少数患者患病后可出现变态反应性心、肾、关节的损害。

化脓链球菌对热及干燥抵抗力不强，56℃ 时 30 分钟及一般消毒剂均能将其杀灭，但在痰液和脓液中可生存数周。

2. 猩红热是如何传播的？

猩红热患者和带菌者是主要传染源，通过呼吸、咳嗽、打喷嚏、说话等方式产生飞沫，通过呼吸道而传播或直接密切接触传染，也可通过病菌污染玩具、用具、手及食物等间接经口传播；皮肤伤口或产道也可成为病菌入侵的门户。

人群普遍容易感染，感染后人体可以产生特定的免疫力及特异性抗毒素。本病多见于小儿，尤以 5～15 岁居多；一年四季都有发生，尤以冬春之季发病为多。

A组β型链球菌的型别多（有46个型），且型别间无交叉免疫，患一种型别的猩红热，可产生该型的免疫力，但仍然有可能再次感染其他型的猩红热，所以认为儿童仍是普遍易感者。

3. 小儿猩红热有哪些表现？

小儿患猩红热后多数表现为发热、咽痛、皮肤有较多的均匀分布的弥漫充血性针尖大小的丘疹，压之褪色，伴有痒，疹退后开始出现皮肤脱屑。

皮疹是猩红热最显著的症状，典型皮疹一般于48小时达高峰，

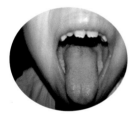 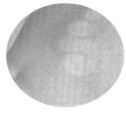 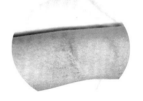

然后按出疹先后开始消退，2～3天内退尽。近年来，由于患者很早使用抗生素，干扰了疾病的自然病程，出现轻型症状者多见，常仅有低热、轻度咽痛等症状，皮疹、脱屑等症状较轻，但仍可引起变态反应性并发症，损害心脏、肾及关节等。

严重的患者可有脓毒型、败血症型及中毒型表现，后者虽不多见，但病死率极高。

4. 小儿猩红热有哪些并发症？

（1）局部并发症

咽喉部炎症直接蔓延至邻近组织器官引起的病变，如颈淋巴结炎、中耳炎、支气管炎、肺炎等。

（2）全身性并发症

细菌经血液传播引起败血症、脑膜炎、关节炎等。

（3）变态反应性并发症

主要是变态反应病变损害心脏、肾及关节引起的病变，如风湿热、链球菌感染后肾小球肾炎、心脏炎。

5. 如何治疗与护理猩红热患儿？

（1）治疗

治疗目的是控制感染、消除症状、预防合并症、减少带菌。

①对症治疗：主要包括药物降温、补充维生素和维持水、电解质平衡。

②病原治疗：选择敏感抗生素治疗，如青霉素、第 1 与第 2 代头孢菌素均对化脓性链球菌有较好的抗菌作用。

（2）护理

①休息护理：急性期卧床休息，呼吸道隔离至少 7 ~ 10 天，至咽部细菌培养转阴。卧床休息可以减少身体的消耗和心、肾、关节的负担，减少合并症。

②饮食护理：咽喉疼痛时，应吃些稀饭、少油的食物，如粥、面汤、蛋汤、牛奶、碎菜等。要多喝水，有利于排出细菌毒素。

③消毒护理：患儿居室要经常开窗通风换气，每天不少于 3 次，每次 15 分钟。患儿的痰、鼻涕要吐或移在纸里烧掉。用过的脏手绢要用沸水煮烫。日常用具可以暴晒，至少 30 分钟。食具煮沸消毒。患儿痊愈后，要进行一次彻底消毒，玩具、家具要用肥皂水擦洗一遍，不能擦洗的，可在户外暴晒 1 ~ 2 小时。

④发热护理：高热时可用退热剂，并配合用物理降温等方法进行退热。

⑤其他护理：咽痛者可用生理盐水漱口，有助于缓解咽喉疼痛。注意剪短孩子的指甲，以避免皮肤过度的抓伤和感染。脱屑时，不要用手撕皮，要用消毒剪刀剪，防止感染。

（3）观察

因本病易产生各种并发症，因此，应注意观察患儿其他症状有无，如颈部与颌下肿痛、关节肿痛、耳部疼痛；发病3周左右，注意患儿有无红色或茶色尿、有无水肿、腰痛现象，这是肾炎的征象。发现以上可疑并发症的征象，应及时治疗，防止病情发展。

6. 如何预防小儿猩红热？

（1）本病流行时，儿童应减少到公共场所活动。

（2）隔离患儿：住院或家庭隔离至咽拭子培养阴性，且无临床症状与并发症，可解除隔离，咽拭子培养持续阳性者应延长隔离期。

（3）接触者处理：儿童机构发生猩红热患者时，应严密观察接触者包括儿童及工作人员，需检疫7天。

（4）认真进行晨间检查，有条件的可做咽拭子培养；对可疑猩红热、咽峡炎患者及带菌者，都应隔离治疗。

（5）带菌者治疗：托幼机构职工中如有经常患咽炎、扁桃体炎的可疑带菌者，要做咽拭子培养，阳性带菌者要用抗生素治疗，连续用药7天，一般咽拭子培养可转阴，个别不能转阴者，可进行扁桃体摘除。

六、麻疹

1. 什么是麻疹？

麻疹是由麻疹病毒引起的急性呼吸道传染病，其临床特征为发热、口腔麻疹黏膜斑、全身斑丘疹，部分可发生肺炎。

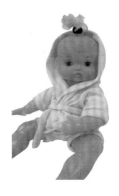

麻疹病毒在体外生活力较弱，对热、强光、酸、干燥和一般消毒剂均敏感；此病毒能耐低温。

2. 麻疹是如何传播的？

麻疹患者是本病唯一的传染源，从潜伏期之末至出疹后 5 天内，患者的眼结膜、呼吸道分泌物、尿和血液中均含有病毒，特别是白细胞内也含有此病毒，均有传染性。

主要通过喷嚏、咳嗽、说话时借飞沫经呼吸道直接传播，而经污染的衣物、玩具、食具间接传染机会较少。

凡未患过麻疹又未接种疫苗者均为易感者，一旦接触麻疹患者，95% 以上发病。麻疹感染后可获得持久免疫力。6 个月至 5 岁小儿发病率最高。

3. 小儿麻疹有哪些表现？

典型麻疹患儿主要有以下经过：

（1）潜伏期：患者感染病毒后的潜伏期一般为 8 ~ 12 天，亦有短至 1 周者。

（2）前驱期：主要表现为上呼吸道感染及眼结膜炎症，有发热、咳嗽、喷嚏、流涕、流泪、畏光、眼结膜充血、眼睑水肿并有浆液脓性分泌物。起病后第 2 ~ 3 天，约 90% 的患者有口腔内的麻疹黏膜斑。

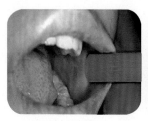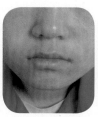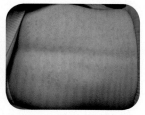

（3）出疹期：3 ~ 5 天，此时呼吸道症状和全身中毒症状加重。发热第 3 ~ 4 天开始出疹，自耳后、发际、额面、颈出疹，渐及躯干及四肢，最后见于手心、足底，3 天出齐，呈红色斑丘疹，融合成片，疹与疹之间有正常皮肤，退疹后留有棕色色素沉着和糠麸状脱皮，

出疹期热度更高。全身浅表淋巴结与肝脾可轻度肿大。

（4）恢复期： 皮疹由淡红转暗红，依出疹先后顺序消退。

除典型麻疹外，部分患儿表现为非典型麻疹改变，主要有以下几种：

（1）轻型麻疹：前驱期较短，发热及上呼吸道症状较轻，麻疹黏膜斑不典型或不出现，皮疹稀疏，较少并发症。

（2）无皮疹型麻疹：发生于免疫力低下患者，患麻疹时不出现麻疹黏膜斑和皮疹，依据流行病学和实验室检查诊断。

（3）重型麻疹：起病急骤，高热40℃以上，可出现中毒性麻疹、出血性麻疹、疱疹性麻疹、休克性麻疹，此类患者病情危重，病程短，病死率高。

（4）非典型麻疹综合征：急起高热、头痛、肌痛、乏力等，多无麻疹黏膜斑，2～3天后出现皮疹，但从四肢远端开始，渐及躯干及面部。皮疹为多型性，有斑丘疹、疱疹、紫癜或荨麻疹等。

（5）新生儿麻疹：胎儿出生前几天母亲患麻疹，出生的新生儿可患麻疹，有发热、上呼吸道感染、眼结膜炎及密集的皮疹。

4. 小儿麻疹有哪些并发症？

麻疹可发生以下一些并发症：

（1）呼吸系统：支气管肺炎、喉炎、中耳炎等。继发细菌及其他病毒感染的肺炎为麻疹最常见的并发症，可发生于麻疹的各个时期，也是麻疹死亡的主要原因。

（2）中枢神经系统：可分为麻疹感染后脑炎（因对脑部髓鞘蛋白产生变态反应所致）及亚急性硬化性全脑炎（由麻疹病毒持续性感染引起）。

（3）其他并发症：心脏、肾脏、胃肠道感染、肝炎、血小板减少性紫癜等。

5. 如何治疗与护理麻疹患儿？

目前无特异性抗麻疹病毒药物，以对症治疗为主。

（1）护理

①隔离护理：无并发症的患儿可在家隔离，直至出疹后5天，并发肺炎者延长至10天。

②环境护理：卧室每日通风2次，但应避免冷风直吹患儿，以防受凉。保持适宜的温度和增加室内相对湿度，室温应保持在18℃～22℃，湿度50%～60%为宜，有利于喉炎患儿康复。患儿有畏光症状时，病房内光线应柔和，避免刺激眼睛。

③饮食护理：应进食富含营养、清淡、易消化的流质或半流质食物，少量多餐，注意补充多种维生素，不应忌口。鼓励多饮水，保持水、电解质平衡，以利排毒、退热、透疹，不能进食者可适当静脉补液。恢复期应添加高蛋白、高能量及多种维生素的食物。

④休息护理：患儿需绝对卧床休息至皮疹消退、体温正常；衣被穿盖适宜，忌捂汗。

⑤发热护理：麻疹患儿体温可高达40.0℃以上，有些小儿可并发高热惊厥，应注意监测体温，麻疹前驱期、尤其是出疹期，如体温不超过39℃，可不处理。高热病儿可用小量退热剂，忌用乙醇浴（酒精擦浴）、冷敷，以免影响出疹，导致并发症。

高热时应采取降温措施，但温度维持在正常范围内不利于皮疹的出现，故应监测体温，密切观察体温变化。

⑥皮肤护理：在避免受凉的情况下，每日用温水擦浴更衣1次（忌用肥皂）。

⑦五官护理：常用生理盐水洗净双眼，再滴入抗生素眼药水或眼膏，可服用维生素A预防干眼病；防止呕吐物或泪水流入外耳道发生中耳炎；及时清除鼻痂、翻身拍背助痰排出，保持呼吸道通畅；

加强口腔护理，多喂水，可用 0.9% 氯化钠溶液漱口；口唇或口角干裂者，局部涂以甘油或护唇膏等。

（2）治疗

①抗病毒治疗：利巴韦林可用于麻疹患儿的抗病毒治疗。

②中医中药：在麻疹患儿的治疗中有着较为重要的作用。前驱期患儿可用辛凉透表的方剂，发疹期患儿可用清热解毒透疹的方剂，恢复期患儿可用养阴清余热或调理脾胃的方剂。

③并发症治疗：如肺炎、脑炎等。麻疹患儿在无细菌感染情况下，不需要用抗生素治疗，但在并发肺炎或中耳炎时，应使用抗生素治疗。

（3）观察

①观察体温：麻疹患儿体温可高达 40.0℃ 以上，部分可并发高热惊厥，故应密切观察患儿体温，如出现高热伴有烦躁不安、谵妄者应及时到医院就诊。

②观察皮疹：观察麻疹患儿皮疹形态、出疹顺序及消退情况，有助于进一步诊断及鉴别诊断，并判断病情的转归。皮疹开始为稀疏不规则的红色斑丘疹，疹间皮肤正常，依耳后、发际边缘、面部、躯干、四肢的顺序遍及全身。并按出疹顺序消退，疹退后留有脱屑、色素沉着。

③观察病情：麻疹并发症多且重，为及早发现，应密切观察病情。出疹期间出现高热不退、咳嗽加剧、呼吸困难等为并发肺炎的表现；重症肺炎尚可致心力衰竭；患儿出现声嘶、气促、吸气性呼吸困难、三凹征等为并发喉炎的表现；患儿出现抽搐、嗜睡、脑膜刺激征等为脑炎的表现；均应立即带患儿去医院诊治。

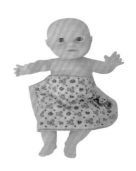

6. 如何预防小儿麻疹？

（1）管理传染源

对麻疹患儿要做到"三早"，即早发现、早隔离、早治疗。

（2）切断传播途径

在本病流行期间不适宜带儿童到人群聚集公共场所或探亲访友；注意保持家庭环境卫生，居室要经常通风，勤晒衣被。

（3）增强人群免疫力，接种麻疹疫苗，保护易感人群

①主动免疫：麻疹减毒活疫苗接种于8月龄以上易感儿童，免疫力维持4～6年。对未患过麻疹的易感者，应普遍接种。

②被动免疫：对体弱有病儿和婴幼儿，未接受过麻疹预防接种者，于接触麻疹病人5天内给予肌内注射人血丙种球蛋白。

七、幼儿急疹

1. 什么是幼儿急疹？

幼儿急疹是指由病毒引起的婴幼儿期常见的一种以高热、皮疹为特点的急性发热出疹性疾病，病原体为人类疱疹病毒6型；特点为3岁以内的婴幼儿在持续高热3～5天后，体温骤降，同时皮肤出现玫瑰红色斑丘疹，多发生于春秋季节，男女发病无差异。

2. 幼儿急疹是如何传播的？

本病的传染源主要是患有该病毒感染的人。

传播途径：通过唾液传播是本病的主要传播途径。

人群中未感染过该病毒的人对此病毒普遍易感。胎儿可通过胎盘从母体得到抗体，但6个月后，宝宝从母体得到的抗体逐渐消失，而此时自身的抗体还没有产生，免疫功能也尚未健全，所以，幼儿急疹多发于6个月～2岁的小儿。

3. 幼儿急疹有哪些表现？

婴幼儿被病毒感染后，一般有 1 ～ 2 周的潜伏期。典型的病例有以下表现：

（1）发热

大多数患儿起病很急，突然高热达 39℃以上，但精神状态良好，多伴有轻微的上呼吸道感染症状或恶心、呕吐等消化道症状，高热持续 3 ～ 5 天，体温骤降，其他症状随体温下降而好转。

（2）热退疹出

在开始退热或体温正常后出现皮疹，皮疹为红色斑丘疹，皮疹主要见于面部与躯干，持续 2 ～ 3 天后消退，疹退后不留色素沉着，皮疹不脱屑。

（3）其他症状

如咳嗽、前囟隆起、腹泻、惊厥等，可有耳后及枕后的淋巴结肿大，退热后的几周内便消退。

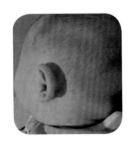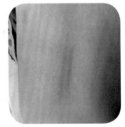

4. 幼儿急疹有哪些并发症？

高热惊厥、脑炎或脑膜炎是幼儿急疹患儿常见的并发症。

5. 如何治疗与护理幼儿急疹患儿？

（1）治疗

原则：幼儿急疹没有特异治疗方法，坚持避免应用抗生素，主要为对症治疗。

①对症治疗

体温 >39℃时，可给患儿洗温水浴，或者用温水擦身，同时使用退热药，防止高热引起惊厥的发生。

②抗病毒治疗：可应用抗病毒的中成药。

（2）护理

①休息护理：让患儿卧床休息，保持室内安静，空气流通，并注意隔离，避免交叉感染。

②皮肤护理：保持皮肤的清洁卫生，经常给患儿擦去身上的汗渍，以免着凉。

③饮食护理：给患儿多喝些开水或果汁水，以利出汗和排尿，促进毒物排出；继续母乳喂养或给予牛奶、米汤、豆浆、粥、面条等易消化的饮食。

④体温护理：体温 <38.5℃的患儿，可采用冷敷、冰袋、温水擦浴等物理降温措施；体温 ≥ 38.5℃的患儿，在服用适量退热药的同时可给予物理降温。

（3）观察

注意观察患儿体温与皮疹情况，并注意患儿有无头痛、高热、呕吐、哭闹不安、面色苍白等现象，如出现以上情况时应立即带患儿到医院就诊。

6. 如何预防幼儿急疹？

幼儿急疹预防的关键，在于不要与患幼儿急疹的小儿接触，同时提高小儿自身的免疫力，可从根本达到防病的目的。

由于幼儿急疹的潜伏期是 1～2 周，所以如有接触，应密切观察患儿，一旦出现高热，应立刻采取措施，暂时隔离并加强护理。

食醋蒸熏：按每立方米空间用食醋 10ml，以 2 倍水稀释后加热，每次熏 2 小时，隔天 1 次，有较好的预防作用。

八、急性细菌性痢疾

1. 什么是急性细菌性痢疾？

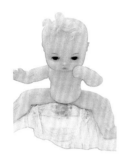

急性细菌性痢疾简称菌痢，是由志贺菌属引起的急性肠道传染病，临床上以发热、腹痛、腹泻及黏液、脓血便为主要表现的急性传染性疾病。

2. 小儿急性细菌性痢疾是如何传播的？

患者与带菌者都是传染源，尤其是症状较轻的不典型患者，因不容易被诊断，在菌痢的传播上起着重要作用。病后未治疗彻底的带菌者，在疾病的传播上也起着一定的作用。小儿菌痢虽较成人少，但大多数呈隐性、非典型性，往往不易被发现，容易在集体儿童中诱发流行。成人慢性菌痢、恢复期带菌者或健康带菌者因无典型腹泻症状但粪便中有排菌，若从事餐饮或保育工作，则对儿童是一种严重的威胁。

经口传播是菌痢传播途径。所进食物可通过手、水、蝇受到污染，当误食这些被污染的食物后可引起痢疾散发；如系集体食堂食物被污染则可引起菌痢暴发。夏季炎热适合细菌生长，容易引起食物污染、疾病发生与传播。

3. 小儿急性细菌性痢疾有哪些表现？

菌痢潜伏期为数小时至 8 天不等，大多数为 1 ～ 3 天。

（1）急性典型病例

主要表现为起病急，发热，体温可高可低，腹泻黏液脓血便，大便次数每日 10 ～ 30 次不等，伴有恶心、呕吐、阵发性腹痛，但腹部压痛较轻。婴幼儿有时可有高热惊厥。经过合理治疗，可于数天内恢复，预后良好。但婴幼儿稀便情况可持续数日，主要是由于婴幼儿肠道功能特点所决定的。

（2）非典型病例

不发热或低热，无中毒症状，轻度腹泻稀便，粪便内只有黏液无脓血，因此，此类患儿只有通过粪便培养阳性才能确诊。此类患者很容易被忽视，变为慢性患者，常成为痢疾的传播者。

（3）慢性病例

一部分患儿因体质瘦弱、有营养不良、佝偻病等，或因急性期治疗不彻底而转成慢性病变。病程超过 2 周者称为迁延性痢疾，超过 2 月者称为慢性痢疾。

患儿渐消瘦，粪便中含大量黏液，不一定有脓血，或黏液便与脓血便交替出现；粪便中可培养出痢疾杆菌，但阳性率低于急性菌痢。

（4）中毒型病例

为小儿菌痢的一种严重的类型，患儿起病急骤、病情经过极为凶险，如诊治不及时病儿可很快发生呼吸与循环衰竭而死亡，多见于 2 ~ 7 岁小儿。

此型潜伏期很短，可为数小时或 1 ~ 2 天，起病急，突发高热、惊厥、昏迷与循环呼吸衰竭症状；并因上述症状出现程度与表现不同分为：脑型、休克型、肺型、混合型。

4. 小儿急性细菌性痢疾有哪些并发症？

（1）急性期患儿因呕吐、腹泻严重，可发生脱水、酸中毒、低钠、低钙、低钾情况。

（2）慢性菌痢可发生较多营养、免疫功能、消化道方面的并发症，如营养不良、多种维生素缺乏、贫血，或因较长时间应用抗生素后合并霉菌感染，个别患儿因肠道溃疡而出现肠穿孔。

（3）中毒型菌痢，因细菌毒素造成患儿全身病理改变，因此，严重病例可合并弥散性血管内凝血（DIC）、肾功能衰竭或溶血尿毒综合征。

5. 如何治疗与护理急性细菌性痢疾患儿？

（1）急性痢疾

重点在于控制感染、同时做好液体疗法、对症治疗、消化道隔离。

①抗炎治疗：一般小儿菌痢常用的抗生素为第 3 代头孢菌素静

脉滴注或口服；喹诺酮类在儿童不作为常规应用，应严格掌握适应证与剂量；其它的有黄连素。

最好能培养出致病菌，根据药物敏感试验选用抗生素，切忌盲目滥用抗菌素，否则会造成肠道菌群紊乱，微生态失衡，而导致腹泻迁延不愈。

②对症治疗：对于高热、腹痛、失水者，给予退热、止惊、口服含盐米汤或给予口服补液盐（ORS），呕吐者需静脉补液。

③一般疗法及饮食管理：患儿应卧床休息，应进行胃肠道隔离；患儿应继续饮食，以清淡易消化饮食为宜。

④隔离消毒：小儿患有细菌性痢疾时，做好消毒隔离工作是最重要的。餐具可在开水中煮沸消毒，一般煮 15 ～ 20 分钟即可。患儿呕吐物、粪便要用 5% 的漂白粉澄清液浸泡并加盖 2 小时后再倒入下水道或粪池，患儿尿布和衬裤也要煮过或用沸水浸泡 15 分钟后再洗。

⑤肛门护理：患儿每次大便后要用温水洗净臀部，并用鞣酸软膏涂于肛门周围的皮肤上，防止红臀。

（2）迁延与慢性痢疾

①抗菌疗法：同急性痢疾。

②营养疗法：迁延与慢性痢疾常有营养障碍，因此，尽可能不要禁食，但勿食生冷饮食，通过合理的饮食治疗，使患儿尽早改善营养状况使疾病得以恢复，要尽力供给热量；蛋白质的补充有助于水肿的消退、抗体的形成以及病灶的愈合；另外应提供多种维生素与微量元素；必要时给予静脉营养、输血或血浆。

③注意调整水电解质平衡。

④微生态疗法：此类病儿多伴有肠道菌群紊乱与微生态失衡，补充双歧杆菌或乳酸杆菌等微生态制剂有助于恢复肠道微生态平衡，重建肠道的天然屏障促使疾病的康复。

⑤中医中药：辨证施治，调整胃肠道功能，有利于食物消化吸收。

（3）中毒性菌痢

中毒型病例因起病急骤、发展快、病情危重，故应及时就诊、住院治疗，争分夺秒抢救以提高存活率。主要有以下一些：

①抗感染：选择敏感抗菌药物，应联合用药，静脉给药，待病情好转后改用口服。

②控制高热与惊厥。

③治疗循环衰竭、防治脑水肿与呼吸衰竭等。

④其他治疗：同急性菌痢。

菌痢患儿隔离治疗的疗程为：在症状消失后继续服药3天，停药后5天起连续2次粪便培养阴性方可解除隔离。

6. 如何预防小儿急性细菌性痢疾？

（1）加强小儿卫生管理，讲究个人卫生，照看小儿者饭前便后需用肥皂洗手。

（2）注意饮水卫生，防止水源污染、不喝生水。

（3）加强粪便管理，患者粪便应经消毒处理后再入粪池或下水道。

（4）加强饮食卫生，不食变质食物，生吃食物应充分洗净。

（5）加强环境卫生，注意灭蝇、灭蚊。

（6）加强病儿管理，做到早发现、早诊断、早隔离、早治疗，这是控制疾病流行的关键。

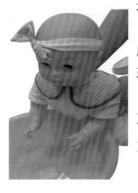

（7）对集体儿童机构的炊事员、保育员应定期检查粪便，必要时做粪便培养，及时发现与管理带菌者。

九、轮状病毒性肠炎

1. 什么是轮状病毒性肠炎？

轮状病毒性肠炎是由轮状病毒所致的急性

消化道传染病。病原体主要通过消化道传播。临床主要表现为急性发热、呕吐及腹泻、病程大多较短、可发生流行或大流行。

在我国每年秋冬季有一个婴儿腹泻的发病高峰，故称为"秋季腹泻"，病原学经研究证实，这些病例的大部分是由轮状病毒引起。

轮状病毒在发达国家小婴儿感染虽较常见，但病死率低，而在发展中国家通常是婴幼儿致命性腹泻的首要病原。

2. 小儿轮状病毒性肠炎是如何传播的？

轮状病毒主要是引起2岁以下婴幼儿腹泻；也有引起成人感染的报道，但因成人有抗体，因此，成人可以是亚临床感染，也可以是症状较轻；但老年人感染时可以是严重的，甚至死亡。

传染源：患者、轻症患者、亚临床感染者均是传染源。

传播途径：轮状病毒主要是经粪—口途径传播；婴幼儿通过与患儿接触，或是与轻症患者、亚临床感染者亲密接触而感染。患儿在腹泻发生前及腹泻症状消失后都可检测到粪便排出轮状病毒。有怀疑也可能经呼吸道传播。

轮状病毒性腹泻有明显的季节性，一般发生在较寒冷的季节，每年的10月至次年的2月是轮状病毒腹泻的高发季节。

3. 小儿轮状病毒性肠炎有哪些表现？

潜伏期：通常为2～3天。

轻症：不发热，仅表现为腹泻。

重症：起病急，主要临床表现为腹泻，排黄色水样便、无黏液及脓血；量多，一般5～10次／天，重者超过20次／天；多数伴有发热，体温在37.9～39.5℃；30%～50%病儿早期出现呼吸道症状；其他伴发症状有腹胀、腹鸣、腹痛和恶心、呕吐等，腹泻重者可发生等渗性脱水、代谢性酸中毒和电解质紊乱。重症轮状病毒肠炎可发生应激性高血糖，年龄越小、脱水越重、血pH值越低，血糖越高，病死率越高。

轮状病毒感染引起的腹泻病程较短，一般 3～5 天，多数具有自限性。免疫缺陷患者可发生慢性症状性腹泻。

可通过粪便中检测轮状病毒特异性抗原而确诊。

4. 小儿轮状病毒性肠炎有哪些并发症？

少数患儿可并发肠套叠、胃肠出血、过敏性紫癜、Reye 综合征、脑炎、溶血性尿毒症综合征、DIC（弥散性血管内凝血）等。

5. 如何治疗与护理轮状病毒性肠炎患儿？

（1）治疗

目前无特效药物治疗。因本病多为病情轻，病程短，呈自限性，故多可在门诊接受治疗。

①抗病毒药物：如利巴韦林、干扰素或抗病毒中药等；抗生素治疗无效。

②补充液体：对于轻症腹泻患儿，可口服补液盐溶液（ORS）纠正和防止脱水；重症则需静脉输液治疗。轮状病毒肠炎多为等张或等张偏高脱水，故累积损失量一般宜用 1/2 张～2/3 张液补充。

③调节胃肠功能：可服用益生菌制剂或中药，调整胃肠道功能。

（2）护理

①饮食护理：轮状病毒肠炎治疗关键是调整饮食，原则上不禁食，但呕吐严重者需禁食 6～24 小时，待症状好转后继续喂食，在禁食期间应耐心喂水。

注意饮食卫生，应忌食生冷食物。遵循少吃多餐，由稀到稠，由少到多的原则，避免因过严限制饮食引起营养不良。

母乳喂养患儿可继续按需喂养，但乳母应尽量少吃油腻辛辣食物，以清淡为主，多饮水，牛奶喂养的患儿应减少奶量或降低牛奶的浓度，或改用发酵奶、豆浆、米汤等。小婴儿由流质过度到半流质饮食，如白米粥、面条等，病情好转后恢复正常饮食。

②臀部护理：患儿皮肤较娇嫩，由于肛周皮肤长期处于潮湿的

状态，受到粪便的污染和刺激，皮肤失去了皮脂膜的保护和滋润导致肛周皮肤发红，因此，应为患儿选择吸水性强、透气好、柔软布质的尿布，每次排便后应用温水洗净臀部，用布或毛巾蘸干，保持皮肤清洁干燥，不应擦拭，以免擦伤皮肤。一旦发生尿布皮炎可根据情况涂些凡士林、茶油等，多暴露，以利于创面恢复。

③消毒隔离护理：患儿患病期间应尽量少与或不与其他患儿接触，凡接触患儿排泄物后，必须洗手或使用速干手消毒剂进行手消毒，每日用84消毒液拖擦地面，擦拭患儿接触过的物品与玩具，保持环境清洁。

腹泻患儿应使用专一便盆、餐具、尿布，便盆污染后及时清洗，每天用84消毒液分类消毒；患儿餐具应先用清水洗干净，再用煮沸法消毒；污染的衣物立即清洗，并晒在固定的地方让阳光直接暴晒6小时；家长每次更换尿布后应把手洗干净后再喂食，以防止病毒经口再次感染。

④发热护理：体温<38℃（腋）予温水擦浴、冰敷、冰枕、退热贴等物理降温，但体温≥38℃（腋）者，在给予物理降温的同时，给予药物降温。并随时观察患儿体温、多喝水。对于出汗多的患儿，应及时用毛巾擦干患儿身上汗液，更换湿衣裤，保持皮肤干燥。

（3）观察

注意观察和记录患儿呕吐及大小便情况，包括次数、量及大便性状，观察脱水征象及患儿喝水情况，以便在就医时为医生治疗提供可靠资料。

注意观察患儿的精神、意识、呼吸等，注意患儿有无腹胀、呕吐、惊厥等情况，如有以上情况，立即带患儿去医院就诊。

6. 如何预防小儿轮状病毒性肠炎？

（1）管理传染源

应早期发现患者并隔离患者；对密切接触者及疑似患者实行严密的观察。

（2）切断传播途径

加强饮食、饮水及个人卫生，做好患者粪便的消毒工作，防止饮用水源和食物被污染。医院要严格做好婴儿区及新生儿室的消毒工作。

（3）保护易感人群

接种轮状病毒疫苗已在临床应用。在流行期间，对高危人群和易感人群采用被动免疫的方法，也具有一定的预防作用。

人乳在一定程度上可以有保护作用，提倡母乳喂养，以减少幼儿患病的可能性。

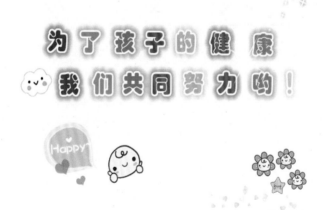

参 考 文 献

[1] 胡亚美，江载芳 . 褚福棠实用儿科学（第 7 版）[M]. 北京：人民卫生出版社 ,2003.

[2] 沈晓明，桂永浩 . 临床儿科学 [M]. 北京：人民卫生出版社 ,2013.

[3] 刘湘云，陈荣华，赵正言等 . 儿童保健学 [M]. 南京：江苏科学技术出版社 ,2011.

[4] 江载芳 . 实用小儿呼吸病学 [M]. 北京：人民卫生出版社 ,2010.

[5] 徐虹，陆铸今，陆国平 . 儿科急诊 [M]. 福州：福建科学技术出版社 ,2007.

[6] 张亚梅，张天宇 . 小儿耳鼻咽喉科学 [M]. 北京：人民卫生出版社 ,2011.

[7] 美国心脏协会 . 健康从业人员心血管急救手册 [M]. 杭州：浙江大学出版社 ,2010.

[8] 上海红十字会 . 现场初级救护手册 [M]. 上海：交通大学出版社 ,2008.

[9] 胡雁 . 儿科护理学 [M]. 北京：人民卫生出版社 ,2005.

[10] 崔焱 . 儿科护理学 [M]. 北京：人民卫生出版社 ,2002.

[11] 楼建华 . 儿科护理操作指南 [M]. 上海：上海科学技术出版社 ,2006.

[12] 胡雁，李晓玲 . 循征护理的理论与实践 [M]. 上海：复旦大学出版社 ,2007.

[13] 周作新，李洪珊 . 特别关注儿童意外伤害 [M]. 北京：人民军医出版社 ,2012.

[14] 杨作成，陈翔 . 药品不良反应与合理用药丛书（儿科疾病专辑）[M]. 北京；人民卫生出版社 ,2013.

[15] 崔玉涛 . 崔玉涛图解家庭育儿 [M]. 北京：东方出版社 ,2012.

[16] 中华人民共和国卫生部、国家中医药管理局、总后卫生部 . 抗菌药物临床应用指导原则 . 卫医发 (2004)285 号 .

[17] 中华人民共和国卫生部 . 手足口病诊疗指南 (2010 版)[J]. 国际呼吸学杂志 ,2010,30(24):1473-1475.

[18] 卫生部医政司 . 流行性感冒诊断与治疗指南 (2011 年版) [J]. 国际呼吸杂志 ,2011,31(6):401-409.

[19] 陆权，等 . 中国儿童普通感冒规范诊治专家共识 (2013 年) [J]. 中国实用儿科杂志 ,2013,28(9):680-686.

[20] 中华医学会儿科学分会呼吸学组，中华儿科杂志编辑委员会 . 儿童支气管哮喘与防治指南 [J]. 中华儿科杂志 ,2008,46(10):745-753.

[21] 洪建国，等 . 儿童常见呼吸道疾病雾化吸入治疗专家共识 [J]. 中国实用儿科杂志 ,2012,27(4):265-269.

[22] 中华医学会儿科学分会呼吸学组，中国儿童慢性咳嗽诊断与治疗指南 (2013 年修订) [J]. 中华儿科杂志 ,2014,52(3):184-188.

[23] 中华医学会儿科学分会消化学组、中华医学会儿科学分会感染学组，中华儿科杂志编辑委员会 . 儿童腹泻诊断治疗原则的专家共识 [J]. 中华儿科杂志 ,2009,47(10):634-636.

[24] 何念海，赵文利 . 中国感染性腹泻诊治进展 [J]. 实用儿科临床杂志 ,2010,25(22):1694-1696.

[25] 中华医学会儿科学分会急诊学组，中华医学会急诊分会儿科学组，中国医师协会重症医学医师分会儿科专家委员会 . 儿童心肺复苏指南 [J]. 中国小儿急救医学 ,2012,19(2):112-113.

[26] 陆权 . 小儿流行性感冒的治疗 [J]. 中华儿科杂志 ,2003,41(2):84-86.

[27] 鲍一笑.婴幼儿喘息诊治进展[J].临床儿科杂志,2008,26(1):1-4.

[28] 金佳琦，王芳，等 . 儿童甲流 H1N1 流感的流行病学及其治疗

进展 [J]. 国际医学儿科学杂志 ,2010,37(1):11-13.

[29] 李广兰 , 王云 . 小儿发热的家庭护理 [J]. 泰山医学院学报 ,2011,32(7):548.

[30] 刘晓丹 , 张继红 . 小儿发热护理 [J]. 吉林医学 ,2014,25(11):10-11.

[31] 董瑞容 . 小儿喂药的方法和技巧 [J]. 福建医药杂志 ,2008,30(1):169.

[32] 肖宇 , 梁爽 , 徐汇 . 小儿服药注意事项 [J]. 临床合理用药 ,2010,22(22):11.

[33] 伍宗燕 . 婴幼儿轮状病毒肠炎护理 [J]. 医药前沿 ,2013,6:299-300.